HANDBOOK OF COMMON NURSING TECHINQUES FOR COVID-19

新冠肺炎常用护理技术手册

U0196986

顾　问　乔　杰　金昌晓

主　编　李葆华

副主编　周玉洁　胡晋平　童素梅　王攀峰

编　者　（按姓名汉语拼音排序）

柴秋香　陈雅玫　崔　曼　崔现杰　范岩君　高东晗

葛宝兰　韩立云　郝元华　黄燕萍　霍天依　贾　珊

贾宇巍　金姬延　李　健　李建君　李　谨　李丽美

李美红　李　娜（呼吸科）　李　娜（危重医学科）　李　宁

李　蕊　李少云　李　薇　李小龙　李宇轩　梁　超

刘冠华　刘惠丽　刘　佳　刘亚丽　刘　研　廖兰兰

罗永梅　梅雅男　钮　安　裴　琛　乔红梅　单淑慧

宋　恺　宋微微　孙巧玲　孙悦华　拓丽丽　王　芳

王　慧　王　欣　王雅亭　谢　蕊　许焕力　许蕊凤

许亚男　许莹莹　薛　磊　闫丹萍　杨夏末　于桂香

张佳男　张文慧　张　琰　张颖慧　赵亚娟　周宝华

北京大学第三医院组织编写

北京大学医学出版社

XINGUAN FEIYAN CHANGYONG HULI JISHU SHOUCE

图书在版编目（CIP）数据

新冠肺炎常用护理技术手册 / 李葆华主编．—北京：北京大学医学出版社，2020.3

ISBN 978-7-5659-2166-7

Ⅰ．①新… Ⅱ．①李… Ⅲ．①日冕形病毒－病毒病－肺炎－护理－手册 Ⅳ．① R473.56-62

中国版本图书馆 CIP 数据核字（2020）第 035076 号

新冠肺炎常用护理技术手册

主　　编：李葆华
出版发行：北京大学医学出版社
地　　址：（100191）北京市海淀区学院路 38 号　北京大学医学部院内
电　　话：发行部 010-82802230；图书邮购 010-82802495
网　　址：http://www.pumpress.com.cn
E-mail：booksale@bjmu.edu.cn
印　　刷：北京强华印刷厂
经　　销：新华书店
策划编辑：许　立　陈　奋
责任编辑：许　立　　责任校对：靳新强　　责任印制：李　啸
开　　本：880 mm×1230 mm　1/32　印张：8.5　字数：213 千字
版　　次：2020 年 3 月第 1 版　2020 年 3 月第 1 次印刷
书　　号：ISBN 978-7-5659-2166-7
定　　价：55.00 元

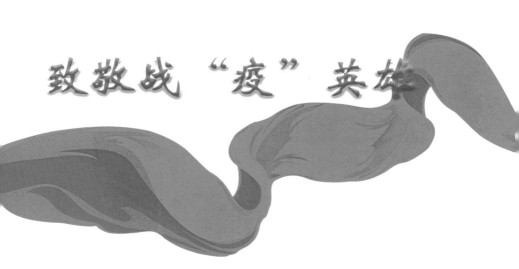

致敬战 "疫" 英雄

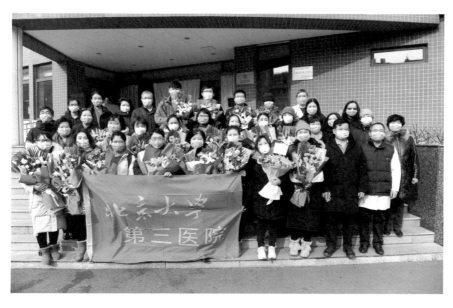

2020 年 1 月 26 日，北京大学第三医院
第一批援鄂抗疫国家医疗队出征

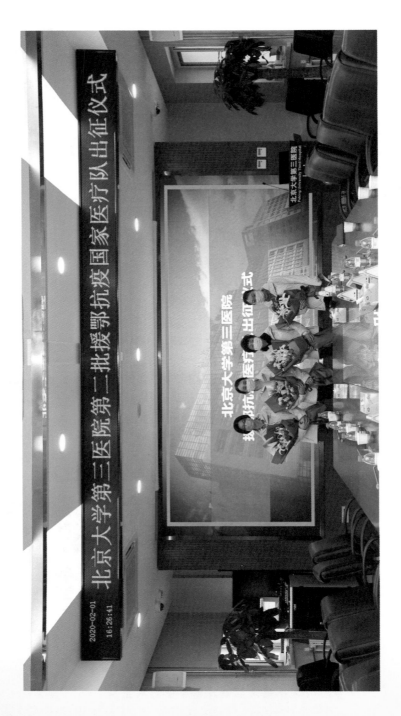

2020 年 2 月 1 日，北京大学第三医院第二批援鄂抗疫国家医疗队出征

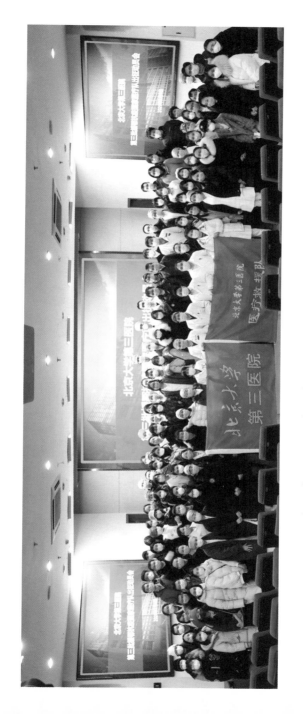

2020 年 2 月 7 日，北京大学第三医院第三批援鄂抗疫国家医疗队出征

最
美
逆
行
者

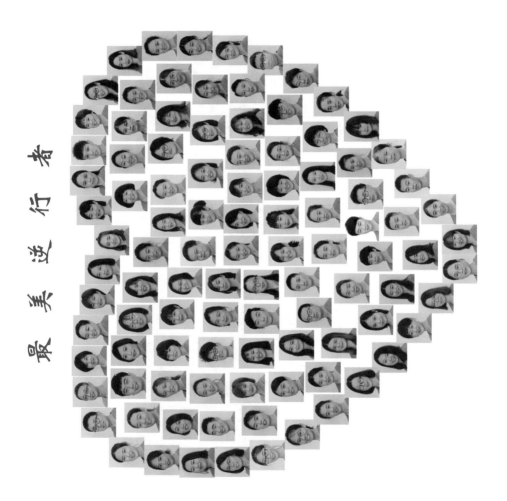

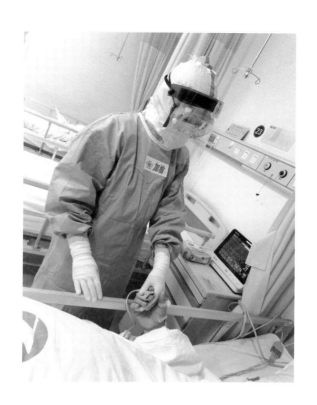

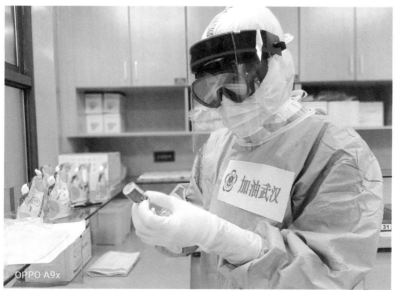

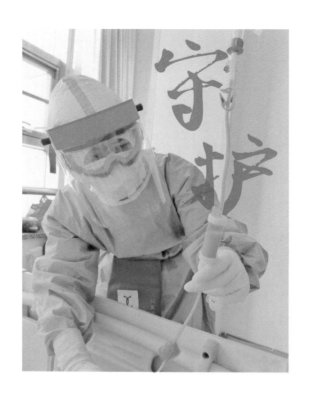

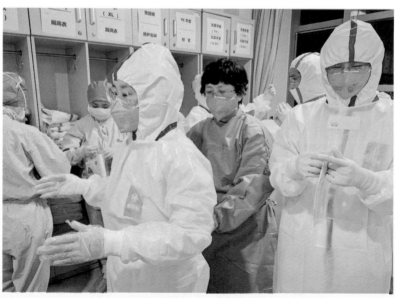

前 言

新冠肺炎疫情开始于湖北省武汉市，随后蔓延至全国。疫情发生后，党中央、国务院高度重视，习近平总书记非常关心疫情进展、防控和患者的救治情况，多次作出重要指示、批示。

随着疫情的蔓延，该病被纳入《中华人民共和国传染病防治法》规定的乙类传染病，并采取甲类传染病的预防、控制措施。同时纳入《中华人民共和国国境卫生检疫法》规定的检疫传染病管理。为防止新冠肺炎疫情继续传播和扩散，保障人民群众的健康，维持正常的生产和生活，广大医务工作者第一时间投身到抗疫一线，夜以继日奋战在疫情防控最前线，成为做好医疗救治、控制疫情蔓延的主力军。

做好疫情防控期间医务人员的防护工作，是预防和减少医务人员感染的关键举措，是维护其身体健康和生命安全的必然要求，是提升战斗力打赢疫情防控阻击战的重要保障。为规范疫情期间护理工作者的技术操作，有效地减少医务人员感染，我们根据《新型冠状病毒感染的肺炎防控方案（第六版）》《新型冠状病毒感染的肺炎防控中常见医用防护用品使用范围指引（试行）》《北京市关于呼吸道传播性疾病（新型冠状病毒感染的肺炎）环境清洁消毒建议》《北京市新型冠状病毒感染的肺炎医务人员防护指南》等，编写了《新冠肺炎常用护理技术手册》一书。

本书由新冠肺炎救治一线的医护人员参与编写，主要内容涉及新冠肺炎护理中常用的操作技术，共包含三部分内容：预防医院感染技术、基础护理操作技术、重症护理操作技术。可为临床护理工作者操作及培训提供依据，也可为其他急性传染病的防治和护理提供参考借鉴。

我们在编写本书的过程中，得到了众多资深护理专家以及抗疫一线护理同仁的大力支持，在此深表感谢！尽管我们付出了很多辛苦和努力，但由于第一次编写涉疫的护理操作技术，书中难免仍有疏漏之处，敬请各位读者批评、指正，以求再版时改进和完善。

编者

2020 年 2 月

目　录

第一部分　预防医院感染技术

第二部分　基础护理操作技术

第一部分
预防医院感染技术

第一节 手卫生 ■ ■ ■ ■   ■

【操作前评估】

【操作前评估】

1. 仪表端庄，着装符合要求，手指及手腕无饰品。

2. 操作者指甲符合要求，长短适中。

3. 评估操作环境整洁、宽敞、明亮。

【用物准备】

皮肤清洗液、免洗手消毒液、擦手纸。

【操作流程】

1. 检查皮肤清洗液、免洗手消毒液的有效期及开瓶日期。

2. 取用皮肤清洗液、免洗手消毒液方法正确，打开水龙头方法正确（图 1-1-1）。

3. 内：掌心相对，手指并拢互相揉搓（图 1-1-2）。

4. 外：手心对手背，沿指缝相互揉搓（图 1-1-3）。

5. 夹：掌心相对，双手交叉沿指缝相互揉搓（图 1-1-4）。

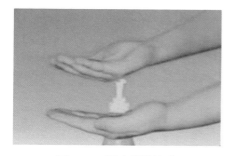

图 1-1-1 取皮肤清洗液

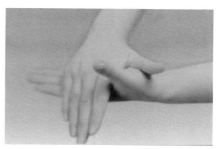

图 1-1-2 掌心相对，手指并拢相互揉搓

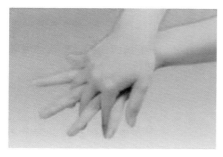

图 1-1-3 手心对手背，沿指缝相互揉搓

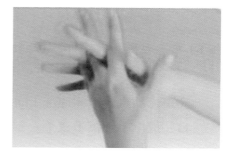

图 1-1-4 掌心相对，双手交叉沿指缝相互揉搓

6. 弓：弯曲各手指关节，双手相扣进行揉搓（图 1-1-5）。

7. 大：一手握另一只手大拇指旋转揉搓，交换进行（图 1-1-6）。

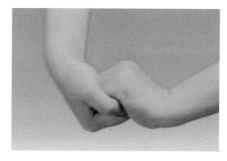

图 1-1-5 弯曲各手指关节双手相扣进行揉搓

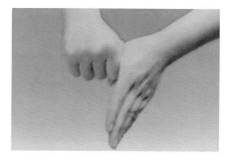

图 1-1-6 一手握另一只手大拇指旋转揉搓，交换进行

8．立：一手指尖在另一手掌心旋转揉搓，交换进行（图1-1-7）。

9．腕：一手指握住另一手腕部旋转揉搓，交换进行（图1-1-8）。

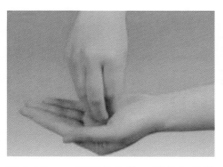 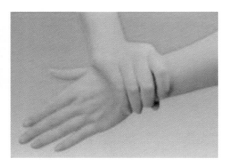

图 1-1-7　一手指尖在另一手掌心旋转揉搓，交换进行

图 1-1-8　一手指握住另一手腕部旋转揉搓，交换进行

10．流动水将泡沫冲洗干净。

11．取擦手纸擦干双手。

操作步骤	操作者		评价
1. 检查	检查皮肤清洗液、免洗手消毒液的有效期及开瓶日期		检查方法正确、有效
2. 取用	取用皮肤清洗液、免洗手消毒液，使用手掌根部或手背等污染相对轻的位置按压泵头		取用方法正确
3. 按步骤洗手	内：掌心相对，手指并拢互相揉搓		1.动作到位，关节及指缝清洗干净，无死角 2.动作熟练、节力
	外：手心对手背，沿指缝相互揉搓		
	夹：掌心相对，双手交叉沿指缝相互揉搓		
	弓：弯曲各手指关节，双手相扣进行揉搓		
	大：一手握另一只手大拇指旋转揉搓，交换进行		
	立：一手指尖在另一手掌心旋转揉搓，交换进行		

续表

操作步骤	操作者	评价
	腕：一手指握住另一手腕部旋转揉搓，交换进行	范围为腕上 10 cm
	流动水将泡沫冲洗干净	冲洗后无泡沫残留
4. 擦干双手	取擦手纸擦干双手	1. 双手擦干 2. 注意节约用纸

【注意事项】

1. 注意指尖、指缝、指关节等处的揉搓。

2. 范围为双手、手腕及腕上 10 cm。

3. 流动水七步洗手法整个过程持续时间 40 ～ 60 秒。

4. 免洗手消毒液七步洗手法整个过程持续时间 20 ～ 30 秒。

5. 洗手时注意避免泡沫飞溅。

【知识链接】

1. 免洗手消毒液与流动水洗手选择时机

无明显污染物时，应使用免洗手消毒液。有肉眼可见污染物时应使用皮肤清洗液在流动水下洗手。

2. 严格执行手卫生

在日常工作中应严格采取手卫生措施，尤其是戴手套和穿个人防护装备前，对患者进行无菌操作前，有可能接触患者血液、体液及其污染物品或污染环境表面之后，脱去个人防护装备过程中，需特别注意执行手卫生措施。

参考文献

[1] 张洪君. 现代临床基础护理操作培训手册. 北京：北京大学医学出版社，2007：107-111.

第二节　口罩、帽子、一次性检查手套使用法 ▪ ▪ ▪ ▪

戴口罩——一次性医用外科口罩（挂耳式）

【操作前评估】

1．仪表端庄，着装符合要求。

2．评估操作环境及操作风险，选择佩戴相应型号一次性医用外科口罩。

【用物准备】

皮肤清洗液、免洗手消毒液、擦手纸、一次性医用外科口罩（挂耳式）、医用垃圾桶。

【操作流程】

1．检查皮肤清洗液或免洗手消毒液有效期及开瓶日期。

2．检查一次性医用外科口罩（挂耳式）的有效期及外包装有无潮湿。

3．手卫生。

4．将口罩取出。

5．区分口罩内、外、上、下位置（图 1-2-1）。

6．将口罩按照正确内、外、上、下位置戴好，挂耳位置正确（图 1-2-2）。

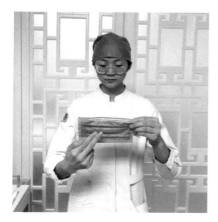

图 1-2-1　区分口罩内、外、上、下位置

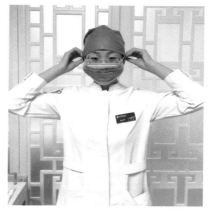

图 1-2-2　将口罩按照正确位置戴好，挂耳位置正确

7．一手扶金属软条，固定住口罩，另一手将口罩下拉，覆盖整个口鼻及下颌，与面部贴合（图 1-2-3）。

8．双手示指及中指按压金属软条塑形（图 1-2-4）。

9．手卫生。

10．闭眼，双手同时捏住耳后挂带，将口罩摘下，不可碰触口罩外侧（图 1-2-5）。

11．将口罩直接弃于医用垃圾桶内。

12．手卫生。

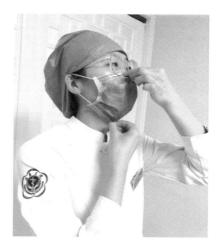

图 1-2-3　下拉口罩覆盖整个口鼻及下颌

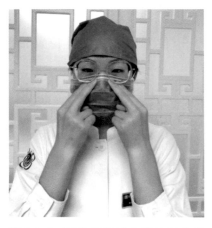

图 1-2-4 双手示指及中指按压金属软条塑形

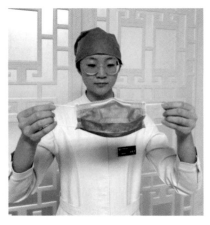

图 1-2-5 闭眼，双手同时捏住耳后挂带，将口罩摘下，不可碰触口罩外侧

操作步骤	操作者	评价
1. 操作前检查	检查皮肤清洗液或免洗手消毒液有效期及开瓶日期	查对到位
	检查一次性医用外科口罩（挂耳式）的有效期及外包装有无潮湿	
2. 手卫生	快速手消毒	手卫生到位
3. 戴口罩	将口罩取出	避免污染口罩
	区分口罩内、外、上、下位置	位置正确 不污染口罩
	将口罩按照正确内、外、上、下位置戴好，挂耳位置正确	
	一手扶金属软条，固定住口罩，另一手将口罩下拉，覆盖整个口鼻及下颌，与面部贴合	不污染口罩
	双手示指及中指按压金属软条塑形	手法正确，贴合面部
4. 摘口罩	快速手消毒	手卫生到位
	闭眼，双手同时捏住耳后挂带，将口罩摘下，不可碰触口罩外侧面	方法正确，无污染，动作轻柔
	将口罩直接弃于医用垃圾桶内	
5. 手卫生	快速手消毒	手卫生到位

戴口罩——一次性医用外科口罩（头戴式）

【操作前评估】

　1．仪表端庄，着装符合要求。

　2．评估操作环境及操作风险，选择佩戴相应型号的一次性医用外科口罩。

【用物准备】

　皮肤清洗液、免洗手消毒液、擦手纸、一次性医用外科口罩（头戴式）、医用垃圾桶。

【操作流程】

　1．检查皮肤清洗液或免洗手消毒液有效期及开瓶日期。

　2．检查一次性医用外科口罩（头戴式）的有效期及外包装有无潮湿。

　3．手卫生。

　4．将口罩取出。

　5．区分口罩内、外、上、下位置（图1-2-6）。

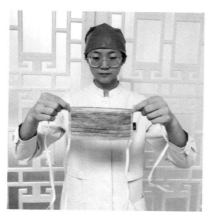

图1-2-6　区分口罩内、外、上、下位置

6．先将上绑带系于脑后稍高处（图 1-2-7）。

7．再系下绑带于颈部（图 1-2-8）。

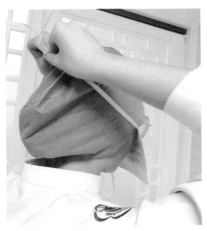

图 1-2-7　先将上绑带系于脑后稍高处　　　图 1-2-8　再系下绑带于颈部

8．一手扶金属软条，固定住口罩，另一手将口罩下拉，覆盖整个口鼻及下颌，与面部贴合（图 1-2-9）。

9．双手示指及中指按压金属软条塑形（图 1-2-10）。

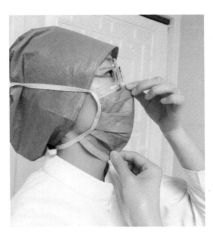
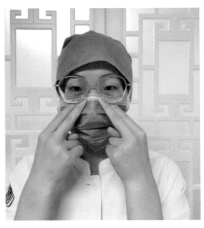

图 1-2-9　下拉口罩覆盖整个口鼻及下颌　　　图 1-2-10　双手示指及中指按压金属软条塑形

10. 手卫生。

11. 闭眼，先解下绑带，保持头部尽量后仰（图 1-2-11）。

12. 再解上绑带，摘除口罩，尽量不要碰触口罩外侧（图 1-2-12）。

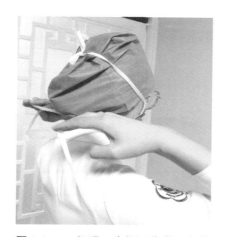

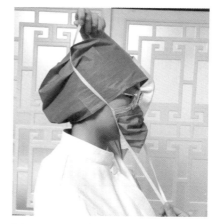

图 1-2-11　闭眼，先解下绑带，保持　　**图 1-2-12**　再解上绑带，摘除口罩，
头部尽量后仰　　　　　　　　　　　　　尽量不要碰触口罩外侧

13. 将口罩直接弃于医用垃圾桶内。

14. 手卫生。

操作步骤	操作者	评价
1. 操作前检查	检查皮肤清洗液或免洗手消毒液有效期及开瓶日期	查对到位
	检查一次性医用外科口罩（头戴式）的有效期及外包装有无潮湿	
2. 手卫生	快速手消毒	手卫生到位
3. 戴口罩	将口罩取出	避免污染口罩
	区分口罩内、外、上、下位置	位置正确，不污染口罩
	先将上绑带系于脑后稍高处	
	再系下绑带于颈部	

续表

操作步骤	操作者	评价
	一手扶金属软条，固定住口罩，另一手将口罩下拉，覆盖整个口鼻及下颌，与面部贴合	不污染口罩
	双手示指及中指按压金属软条塑形	手法正确，贴合面部
4. 摘口罩	快速手消毒	手卫生到位
	闭眼，先解下绑带，保持头部尽量后仰	方法正确，无污染，动作轻柔
	再解上绑带，摘除口罩，尽量不要碰触口罩外侧	
	将口罩直接弃于医用垃圾桶内	
5. 手卫生	快速手消毒	手卫生到位

【注意事项】

1. 使用时应遮住口鼻，不可用污染的手接触口罩。

2. 口罩不可悬于胸前、耳后。

3. 操作流程熟练流畅，动作轻柔。

4. 使用过程中如有污染或潮湿应立即更换。

【知识链接】

1. 一次性医用外科口罩建议使用时间

使用一次性医用外科口罩不得超过 4 小时。

2. 一次性医用外科口罩使用范围

预检分诊、发热门诊及全院诊疗区域应当使用，需正确佩戴。

戴口罩——医用防护口罩

【操作前评估】

1. 仪表端庄，着装符合要求。
2. 评估操作环境及操作风险，选择佩戴相应型号医用防护口罩。

【用物准备】

皮肤清洗液、免洗手消毒液、擦手纸、医用防护口罩、医用垃圾桶。

【操作流程】

1. 检查皮肤清洗液或免洗手消毒液有效期及开瓶日期。
2. 检查医用防护口罩的有效期及外包装有无潮湿。
3. 手卫生。
4. 单手将口罩取出，两根绑带自然下垂（图1-2-13）。
5. 区分口罩内、外、上、下位置，确保金属软条向上。

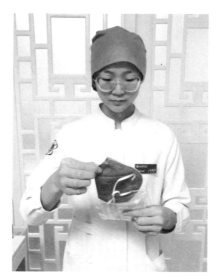

图 1-2-13　单手将口罩取出，两根绑带自然下垂

6．单手穿过绑带，另一手协助将口罩展开，不要触碰口罩内侧面（图 1-2-14）。

7．单手轻托口罩（图 1-2-15）。

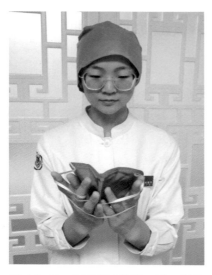

图 1-2-14　单手穿过绑带，另一手协助将口罩展开，不要触碰口罩内侧面

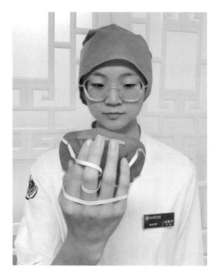

图 1-2-15　单手轻托口罩

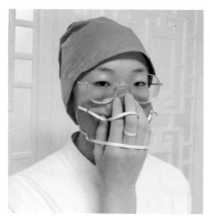

图 1-2-16　指尖贴紧鼻部单手将口罩覆于面部

8．指尖贴紧鼻部，单手将口罩覆于面部（图 1-2-16）。

9．另一手先戴下绑带于颈部（图 1-2-17）。

10．再戴上绑带于脑后稍高处（图 1-2-18）。

11．将绑带调节平整，保证舒适度。

12．双手示指及中指按压金属软条塑形（图 1-2-19）。

13. 双手包住口罩前面，注意不要移动口罩。进行口罩正压及负压密封性检查（图 1-2-20）。

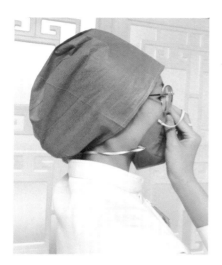

图 1-2-17　另一手先戴下绑带于颈部

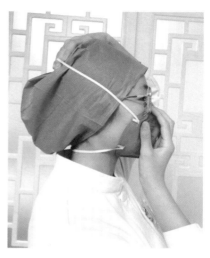

图 1-2-18　再戴上绑带于脑后稍高处

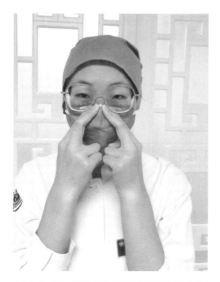

图 1-2-19　双手示指及中指按压金属软条塑形

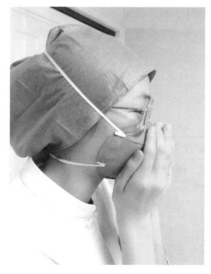

图 1-2-20　口罩密封性检查

14．手卫生。

15．闭眼，先摘下绑带，保持头部尽量后仰（图 1-2-21）。

16．再摘上绑带，摘除口罩，不要碰触口罩外侧（图 1-2-22）。

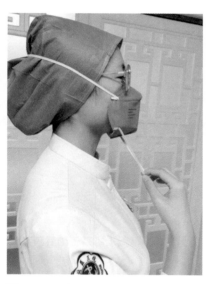 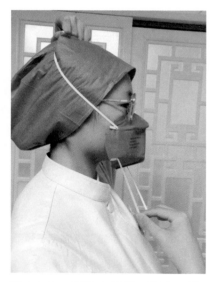

图 1-2-21　闭眼，先摘下绑带，保持
头部尽量后仰

图 1-2-22　再摘上绑带，摘除口罩，
不要碰触口罩外侧

17．将口罩直接弃于医用垃圾桶内。

18．手卫生。

操作步骤	操作者	评价
1.　操作前检查	检查皮肤清洗液或免洗手消毒液有效期及开瓶日期	查对到位
	检查相应医用防护口罩的有效期及外包装有无潮湿	
2.　手卫生	快速手消毒	手卫生到位
3.　戴口罩	单手将口罩取出，两根绑带自然下垂	避免污染口罩

续表

操作步骤	操作者	评价
	区分口罩内、外、上、下位置，确保金属软条向上	手法正确，不污染口罩
	单手穿过绑带，另一手协助将口罩展开，不要触碰口罩内侧面	
	单手轻托口罩	
	指尖贴紧鼻部单手将口罩覆于面部	
	另一手先戴下绑带于颈部	
	再戴上绑带于脑后稍高处	
	将绑带调节平整，保证舒适度	
	双手示指及中指按压金属软条塑形	手法正确，贴合面部
4. 气密性检查	双手包住口罩前面，注意不要移动口罩。进行口罩正压及负压密封性检查	检查手法正确、到位
5. 摘口罩	快速手消毒	手卫生到位
	闭眼，先摘下绑带，保持头部尽量后仰	方法正确，无污染，动作轻柔
	再摘上绑带，摘除口罩，不要碰触口罩外侧	
	将口罩直接弃于医用垃圾桶内	
6. 手卫生	快速手消毒	手卫生到位

【注意事项】

1. 使用时应遮住口鼻，不可用污染的手接触口罩。

2. 口罩不可悬于胸前、耳后。

3. 气密性检查方法正确。

4. 操作流程熟练流畅、动作轻柔。

5. 使用过程中如有污染或潮湿应立即更换。

【知识链接】

1．医用防护口罩适用范围

原则上在发热门诊、隔离留观病区（房）、隔离病区（房）和隔离重症监护病区（房）等区域，以及进行采集呼吸道标本、气管插管、气管切开、无创通气、吸痰等可能产生气溶胶的操作时，应佩戴医用防护口罩（N95 及以上）或动力送风过滤式呼吸器。其他区域和在其他区域的诊疗操作，原则上不使用。

2．气密性检查方法

正压密封性检查：快速呼气，口罩内正压 = 无漏气，如有漏气，调整口罩的位置和绑带的松紧后再测试密封性。重复检测直到口罩密封性达标。

负压密封性检查：深吸气，如无漏气，负压会使口罩贴向面部。如有漏气，空气会从缝隙进入口罩，导致口罩内负压消失。

戴帽子——一次性医用帽子

【操作前评估】

1．仪表端庄，着装符合要求。

2．头上无多余发饰。

【用物准备】

皮肤清洗液、免洗手消毒液、擦手纸、一次性医用帽、医用垃圾桶。

【操作流程】

1．检查皮肤清洗液或免洗手消毒液有效期及开瓶日期。

2．检查一次性医用帽子的有效期及外包装有无潮湿。

3．长发者将头发扎起，位置尽量靠近后脖颈发际线处，勿过高（图 1-2-23）。

4．手卫生。

5．将帽子取出。

6．区分帽子内、外面。

7．将帽子由后向前罩于头部，完整包裹全部头发并罩住耳朵（1-2-24）。

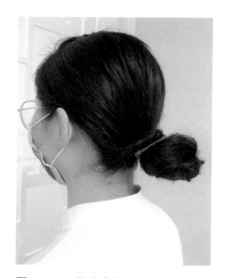

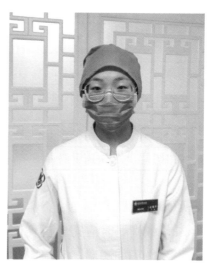

图 1-2-23　将头发扎起位置尽量靠近发际线处，勿过高

图 1-2-24　将帽子由后向前罩于头部，完整包裹全部头发并罩住耳朵

8．手卫生。

9．将帽子自前向后摘除，摘除的同时闭眼。

10．将帽子弃于医用垃圾桶内。

11．手卫生。

操作步骤	操作者	评价
1. 操作前检查	检查皮肤清洗液或免洗手消毒液有效期及开瓶日期	查对到位
	检查一次性医用帽子的有效期及外包装有无潮湿	
	长发者将头发扎起，位置尽量靠近后脖颈发际线处，勿过高	头发扎整齐，无碎发
2. 手卫生	快速手消毒	手卫生到位
3. 戴帽子	将帽子取出	手法正确，使头发完全包裹于帽子中
	区分帽子内、外面	
	将帽子由后向前罩于头部，完整包裹全部头发并罩住耳朵	
4. 摘帽子	快速手消毒	手卫生到位
	将帽子自前向后摘除，摘除的同时闭眼	动作轻柔
	将帽子弃于医用垃圾桶内	
5. 手卫生	快速手消毒	手卫生到位

【注意事项】

1. 戴帽子时应完全包裹住头发。

2. 帽子如潮湿、破损应及时更换。

3. 操作流程熟练，动作轻柔。

戴手套——一次性检查手套

【操作前评估】

1. 仪表端庄，着装符合要求，摘去手部饰品，指甲符合要求，评估操作环境及操作风险。

2. 操作环境宽敞、明亮。

【用物准备】

一次性检查手套、免洗手消毒液、医用垃圾桶。

【操作流程】

1．检查免洗手消毒液有效期及开瓶日期。

2．检查一次性检查手套有效期及型号。

3．手卫生。

4．按要求佩戴一次性口罩。

5．取出一次性检查手套，检查其有无破损（图 1-2-25）。

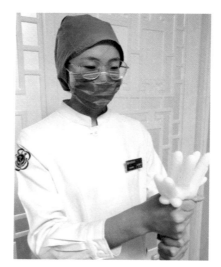

图 1-2-25　取出一次性检查手套，检查其有无破损

6．手套方向准确，与各手指相对。

7．将袖口拉至半手掌处（图 1-2-26）。

8．戴手套，并将手套扣套在工作服袖口外（图 1-2-27）。

9．摘手套方法正确，无污染（图 1-2-28、图 1-2-29）。

10．将手套弃于医用垃圾桶内。

11．手卫生。

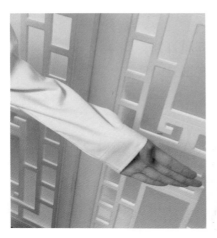

图 1-2-26　将袖口拉至半手掌处

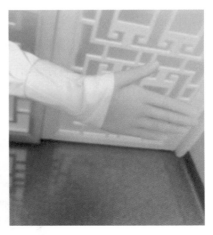

图 1-2-27　戴手套，并将手套扣套在工作服袖口外

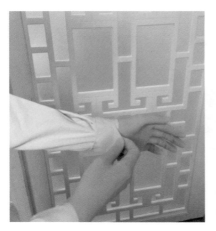

图 1-2-28　摘手套方法正确，无污染

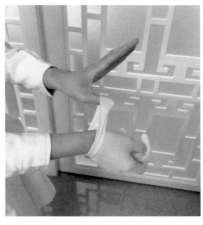

图 1-2-29　摘手套方法正确，无污染

操作步骤	操作者	评价
1. 操作前检查	检查免洗手消毒液有效期及开瓶日期	查对到位
	检查一次性检查手套有效期及型号	
2. 手卫生	快速手消毒	手卫生到位
3. 戴口罩	按要求佩戴一次性口罩	佩戴正确
4. 戴手套	取出一次性检查手套，检查其有无破损	方法正确
	手套方向准确，与各手指相对	
	将袖口拉至半手掌处	
	戴手套，并将手套扣套在工作服袖口外	
4. 摘手套	摘手套方法正确，无污染	方法正确，无污染，动作轻柔
	将手套弃于医用垃圾桶内	
5. 手卫生	快速手消毒	手卫生到位

【注意事项】

1. 手套破损，立即更换。

2. 脱手套时防止手套外面（污染面）触及到皮肤。

3. 禁止戴手套离开诊疗区域。

【知识链接】

1. 一次性检查手套使用范围

在预检分诊、发热门诊、隔离留观病区（房）、隔离病区（房）和隔离重症监护病区（房）等区域或诊疗操作时需佩戴一次性乳胶手套。

2. 更换一次性检查手套时间

在接触不同患者或手套破损时及时消毒，更换手套并进行手卫生。

参考文献

[1] 张洪君，现代临床基础护理操作培训手册.北京：北京大学医学出版社，2007：101-104.

第三节　防护服穿脱法

【操作前评估】

1. 仪表端庄，穿着工作服符合要求，摘除个人佩戴物。

2. 根据身高体重选择合适型号的防护服。

【用物准备】

医用防护口罩、医用外科口罩、一次性工作帽、医用防护服、一次性乳胶手套、一次性薄膜（PE）卫生手套、一次性隔离衣、防护眼罩、防护面屏、防水靴套、一次性鞋套、免洗手消毒液、穿衣镜、医用垃圾桶。

【操作前检查】

1. 检查医用防护服的型号、有效期及外包装有无破损。

2. 检查防护口罩有效期及外包装有无潮湿。

3. 检查一次性乳胶手套、一次性薄膜（PE）卫生手套有效期及型号大小，检查手套完好性。

4. 检查免洗手消毒液的有效期及开瓶日期。

【操作流程】

1．医务人员进出隔离病房应严格按照标准正确实施手卫生和穿脱个人防护用品。

2．穿医用防护服：

（1）手卫生，更换个人衣物，穿着内穿衣或刷手服，去除手表等个人物品，戴一次性工作帽、换工作鞋袜；

（2）戴医用防护口罩，做密闭性检测（图 1-3-1）；

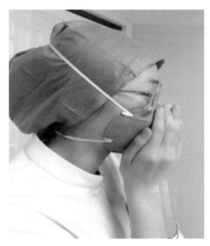

图 1-3-1　医用防护口罩密闭性检测

（3）检查医用防护服（选择型号、检查防护服完好性），穿医用防护服；

（4）戴内层一次性乳胶手套，覆盖医用防护服袖口；

（5）穿防水靴套；

（6）穿外层一次性鞋套；

（7）进行手卫生；

（8）戴一次性薄膜（PE）卫生手套；

（9）穿一次性隔离衣，需同事帮助系带及粘贴胶布（图 1-3-2，图 1-3-3，图 1-3-4）；

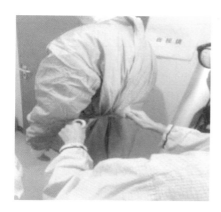

图 1-3-2 同事帮助系带

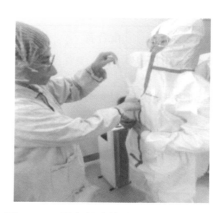

图 1-3-3 同事帮助粘贴防护服正面胶带

（10）戴外层一次性乳胶手套，覆盖隔离衣袖口；

（11）戴医用外科口罩；

（12）戴防护眼罩，戴防护面屏；

（13）按标准流程操作，自行对镜检查穿戴效果，再由同事协助确认，检查全部个人防护用品是否齐备、完好、大小

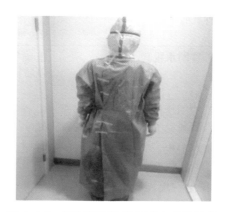

图 1-3-4 同事帮助粘贴隔离衣背面胶带

合适，确保无裸露头发、皮肤和衣物，不影响诊疗活动。

穿医用防护服操作步骤

操作步骤	配合者	操作者	评价
1. 手卫生		按照内、外、夹、弓、大、立、腕七步进行	手卫生到位 去除手表等个人物品
2. 戴一次性工作帽		整理头发，长头发者将头发在脑后下部盘成卷，戴一次性工作帽	头发无外露

操作步骤	配合者	操作者	评价
3. 戴医用防护口罩		正确方法佩戴，并双手做密闭性检测	气密性好，防护口罩系带平整
4. 穿医用防护服	粘贴胶带	检查医用防护服有无破损、拉链是否完好 将拉链拉开至合适的位置，将防护服衣袖腿部抓紧至腰部拉链开口处，勿拖地 脱鞋后先穿双下肢、再穿双上肢、套上医用防护服连体帽，将拉链拉好后粘贴胶带，确保拉链前胶带严密	医用防护服完整、型号合适 医用防护服未接触地面 医用防护服拉链前胶带粘合严密
5. 戴内层一次性乳胶手套		先检查手套气密性，再戴内层一次性乳胶手套，将医用防护服袖口扎入手套内	气密性好，手套完全覆盖防护服袖口
6. 穿防水靴套		正确穿防水靴套，完全覆盖防护服裤腿	防水靴套大小合适，医用防护服裤腿完全被覆盖
7. 穿外层一次性鞋套		检查一次性鞋套完整性，穿外层一次性鞋套	鞋套完整、无破损
8. 手卫生		按照内、外、夹、弓、大、立、腕七步进行	手卫生到位
9. 戴一次性薄膜（PE）卫生手套		先检查一次性薄膜（PE）卫生手套气密性，再戴手套	气密性好
10. 穿一次性隔离衣	配合系隔离衣带子，并粘贴胶带密封	正确穿一次性隔离衣，隔离衣完全覆盖防护服	一次性隔离衣穿戴完整，覆盖防护服，胶带粘贴密封
11. 戴外层一次性乳胶手套		检查手套气密性，戴外层一次性乳胶手套，将隔离衣袖口扎入手套内	手套气密性好，手套完全覆盖隔离衣袖口
12. 戴医用外科口罩		正确方法佩戴，金属条塑形	口罩覆盖整个口鼻及下颌
13. 戴防护眼罩，戴防护面屏		正确佩戴防护眼罩和防护面屏	固定牢固

续表

操作步骤	配合者	操作者	评价
14. 检查全套医用防护装备	检查防护装备完整性，并在后背处用记号笔标注姓名	穿衣镜前认真检查全套医用防护装备严密性及伸展性，确保没有遗漏及破损	医用防护装备完整无破损，严密性及伸展性好

3．脱医用防护服：

脱个人防护用品时，必须有一名穿戴个人医用防护用品（至少包括医用防护服或隔离衣、医用防护口罩、防护面屏或护目镜和手套等）的监督员在场，评估个人防护用品污染情况，对照脱摘顺序表，口头提示每个脱摘顺序，必要时可协助医务人员脱摘装备并及时进行手套消毒。

房间布局

污染区

（1）手卫生；

（2）摘防护面屏（一次性使用，不要接触防护服）；

（3）手卫生；

（4）脱外层一次性鞋套；

（5）手卫生；

（6）脱外层一次性隔离衣连同外层一次性乳胶手套；

（7）手卫生；

（8）摘医用外科口罩；

（9）手卫生。

进入半污染区

（10）手卫生；

（11）摘防护眼罩（放入含氯消毒剂的容器浸泡）；

（12）手卫生；

（13）脱医用防护服；

（14）手卫生；

（15）脱内层防水靴套；

（16）手卫生；

（17）摘医用防护口罩；

（18）手卫生；

（19）摘一次性工作帽；

（20）手卫生；

（21）戴新一次性工作帽；

（22）戴新医用防护口罩；

（23）手卫生。

清洁区

（24）脱下内穿衣，沐浴、更衣，更换自己的衣服。

脱防护服步骤

操作步骤		配合者	操作者	评价
污染区	1. 手卫生		按照内、外、夹、弓、大、立、腕七步进行	手卫生到位
	2. 摘防护面屏		摘防护面屏（一次性使用，不要接触防护服），摘除时需闭双眼	动作轻柔，避免产生气溶胶
	3. 手卫生		按照内、外、夹、弓、大、立、腕七步进行	手卫生到位
	4. 脱外层一次性鞋套		脱外层一次性鞋套弃入医用垃圾桶	动作轻柔，避免产生气溶胶
	5. 手卫生		按照内、外、夹、弓、大、立、腕七步进行	手卫生到位

续表

操作步骤		配合者	操作者	评价
污染区	6.脱外层一次性隔离衣及外层一次性乳胶手套	帮助解开隔离衣带子	双手交叉抱住肩部向前下方向脱下外层一次性隔离衣连同外层一次性乳胶手套，一并弃入医用垃圾桶	动作轻柔，避免产生气溶胶
	7.手卫生		按照内、外、夹、弓、大、立、腕七步进行	手卫生到位
	8.摘医用外科口罩		正确摘医用外科口罩，需闭双眼，手不可触及口罩外面，摘除后弃入医用垃圾桶内	摘除方法正确，手未触及口罩外面
	9.手卫生		按照内、外、夹、弓、大、立、腕七步进行	手卫生到位
半污染区	10.手卫生		按照内、外、夹、弓、大、立、腕七步进行	手卫生到位
	11.摘防护眼罩		摘防护眼罩，摘除时需闭双眼，摘下后放入含氯消毒剂的容器浸泡	动作轻柔，避免产生气溶胶
	12.手卫生		按照内、外、夹、弓、大、立、腕七步进行	手卫生到位
	13.脱医用防护服		脱医用防护服弃入医用垃圾桶内，脱医用防护服由里向外边卷边脱，注意皮肤不可触碰医用防护服外面	方法正确，皮肤未触碰医用防护服外面，动作轻柔，避免产生气溶胶
	14.手卫生		按照内、外、夹、弓、大、立、腕七步进行	手卫生到位
	15.脱内层防水靴套		脱内层防水靴套	动作轻柔，避免产生气溶胶
	16.手卫生		按照内、外、夹、弓、大、立、腕七步进行	手卫生到位
	17.摘医用防护口罩		正确摘医用防护口罩，手只需摘下、上头带，不要触及口罩外面，需闭双眼，摘除后弃入医用垃圾桶内	方法正确，手未触及口罩外面，动作轻柔，避免产生气溶胶

续表

操作步骤		配合者	操作者	评价
	18. 手卫生		按照内、外、夹、弓、大、立、腕七步进行	手卫生到位
	19. 摘一次性工作帽		摘除一次性工作帽弃入医用垃圾桶内	动作轻柔，避免产生气溶胶
	20. 手卫生		按照内、外、夹、弓、大、立、腕七步进行	手卫生到位
	21. 戴新一次性工作帽		整理头发，戴一次性新工作帽	头发无外露
	22. 戴新医用防护口罩		正确方法佩戴，并双手做密闭性检测	气密性好，医用防护口罩系带平整
	23. 手卫生		按照内、外、夹、弓、大、立、腕七步进行	手卫生到位
清洁区	24. 脱内穿衣、沐浴、更衣		脱内穿衣、沐浴、更衣	

评估：
监督员与工作人员一起评估脱摘全过程，如发现污染皮肤、黏膜时应及时消毒，并报告上级部门，评估是否需要进行集中隔离医学观察

【注意事项】

1．穿医用防护服

（1）医用防护口罩密闭性检测；

（2）查医用防护服完整性；

（3）一次性乳胶及一次性薄膜（PE）卫生手套气密性检查；

（4）医用防护服不能着地；

（5）穿完鞋套需进行手卫生。

2．脱医用防护服

（1）先手卫生；

（2）脱外层衣物时不触及内层衣物；

（3）禁止触及口罩外面；

（4）医用防护服由里向外卷脱；

（5）脱摘医用防护用品动作要轻柔，避免产生气溶胶；

（6）随时手卫生。

【知识链接】

1．七步洗手法及洗手五时刻（图 1-3-5）。

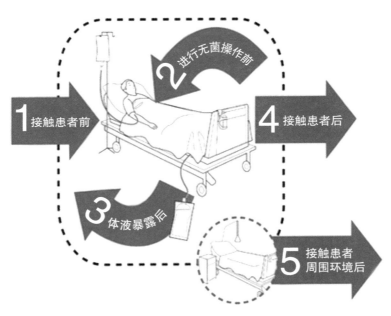

图 1-3-5　洗手五时刻

2．标准预防

（1）针对医院所有患者和医务人员采取的一组预防感染的措施。包括手卫生，根据预期可能暴露选择手套、隔离衣、口罩、护目镜或防护面屏，以及安全注射。也包括穿戴合适的防护用品，处理环境中患者污染的物品与医疗器械。

（2）针对本次新冠肺炎疫情期间，所有患者均为具有潜在感染性的患者；患者的血液、体液、分泌物、排泄物均有传染性，以下情况必须进行隔离防护：不论是否有明显的体液污染；不论是否接触完整／非完整的皮肤与黏膜。

3．飞沫隔离和接触隔离

（1）飞沫隔离：适用于百日咳、白喉、流行性感冒、病毒性腮腺炎、流行性脑脊髓膜炎等通过飞沫传播的疾病。优先将患者安置于单人房间，无条件者可将同种疾病的患者安置在同一病房，但床间距应大于 1.1 米。进入隔离室，应戴帽子、外科口罩，进行近距离（小于 1 米）操作时应戴医用防护口罩；进行可能喷溅的操作时应加戴护目镜或面罩，穿隔离衣或医用防护服。无菌操作前、接触患者及患者所在的环境前后、穿脱隔离衣前后、摘手套后，应进行手卫生。接触患者血液、体液、分泌物、排泄物等感染性物质时应戴手套，手部有伤口者应戴双层手套；离开隔离室应脱手套。限制患者的活动范围，尽量减少转运；病情允许时患者应戴外科口罩并定期更换。患者出院或转出后应进行终末消毒。经常接触的物体表面、设备、设施表面，应当每班进行清洁消毒，有污染时应随时清洁消毒。加强房间通风，或进行空气消毒。

（2）接触隔离：适用于多重耐药菌感染、肠道感染、皮肤感染等通过接触传播的疾病。①优先考虑将患者安置于单人房间，如条件受限，可将感染或定植相同病原菌的患者安置在同一病房；无条件者应实施床旁隔离；②无菌操作前、接触患者及患者所在的环境前后、穿脱隔离衣前后、摘手套后，应手卫生；③接触患者血液、体液、分泌物、排泄物等感染性物质时应戴手套，手部有伤口者应戴双层手套；离开隔离室应脱手套；④进入隔离室，从事可能污染工作服的操作时应穿隔离衣；离开隔离室应脱去隔离衣并按要求悬挂，每日清洗消毒；或使用一次性隔离衣，用后按医疗废物处理；⑤能专用的医疗器具尽可能专用，不能专用的应一用一消毒；⑥经常接触的物体表面、设备、设施表面，应当每班进行清洁消毒，有污染随时清洁消毒；⑦限制患者的活动范围，尽量减少转运；患者出院或转出后终末消毒。

参考文献

[1]　北京市护理质量控制和改进中心 . 新型冠状病毒感染的肺炎感染防控知识梳理护理人员 . 第 3 版 .2020.2.15.

[2]　李晔，蔡冉，陆烨 . 应对新型冠状病毒肺炎防护服的选择和使用 [J]. 中国感染控制杂志，2020.19（02）. 117-122.

第四节　终末消毒 ■ ■ ■　　■

【操作前评估】

1．评估消毒剂的有效浓度、有效期。

2．评估室内污染的情况。

【用物准备】

1．工作人员防护用品

工作服、一次性工作帽、一次性手套和长袖加厚橡胶手套、防护服、KN95/N95 及以上颗粒物防护口罩或医用防护口罩或动力送风过滤式呼吸器、防护面屏、工作鞋或胶靴、防水靴套、防水围裙或防渗隔离衣，使用动力送风过滤式呼吸器时，根据消毒剂种类选配尘毒组合的滤毒盒或滤毒罐，做好消毒剂等化学品的防护。

2．消毒液

75% 乙醇、3% 过氧化氢、含氯消毒剂（1000 mg/L、2000 mg/L、5000 ～ 10 000 mg/L）。

【操作流程】

1．医务人员及保洁人员进出隔离病房应严格按照标准正确实施手卫生和穿脱个人防护用品。

2．新冠肺炎疑似／确诊病例死亡或离院后，护理人员关闭门窗，紫外线照射至少 30 分钟并记录，同时电话通知区域保洁主管。

3．全面喷雾：保洁人员采用 3% 过氧化氢按照 30 ml/m³ 全面喷雾消毒，作用 30 分钟。

4．常规擦拭消毒：对室内所有环境及物体表面进行擦拭消毒，由保洁人员按照由上到下、由内及外的原则执行。地面消毒则按照由外向内喷洒后，再由内向外重复喷洒一次，并规范收集涉疫医疗废物。

5．再次喷雾：保洁人员采用 3% 过氧化氢按照 30 ml/m³ 再次喷雾消毒，作用 30 分钟。

6．通风至少 30 分钟。

7．护理人员对医用设备及诊疗用品消毒。

8．整理用物，手卫生。

操作步骤	护理人员	保洁人员	评价
1.门窗密闭	关闭门窗，紫外线照射至少 30 分钟		门窗密闭无漏缝，使用紫外线照射做好记录
2.通知区域保洁主管	电话通知区域保洁主管		及时通知
3.喷雾消毒		采用 3% 过氧化氢按照 30 ml/m³ 全面喷雾消毒，作用 30 分钟	全面、均匀喷雾，关闭门窗
4.常规擦拭消毒		（1）被服等涉疫医疗废物使用双层黄色医疗废弃物包装袋包装，后续按涉疫医疗废物处理 （2）污染物（患者血液、分泌物、呕吐物和排泄物） ①少量污染物：用一次性吸水材料（如纱布、抹布等）蘸取 5000 ～ 10 000 mg/L 的含氯消毒剂（或能达到高水平消毒的消毒湿巾／干巾）小心移除	

操作步骤	护理人员	保洁人员	评价
		②大量污染物：用含吸水成分的消毒粉或漂白粉完全覆盖，或用一次性吸水材料完全覆盖后用足量的 5000 ～ 10 000 mg/L 的含氯消毒剂浇在吸水材料上，作用 30 分钟以上（或能达到高水平消毒的消毒干巾），小心清除干净 ③患者的排泄物、分泌物、呕吐物等应有专门容器收集，用 20 000 mg/L 含氯消毒剂，按粪、药比例 1∶2 浸泡消毒 2 小时 ④清除污染物后，应对污染的环境物体表面进行消毒。盛放污染物的容器可用 5000 mg/L 的含氯消毒剂溶液浸泡消毒 30 分钟，然后清洗干净 （3）地面、墙壁：有肉眼可见污染物时，应先完全清除污染物再消毒。无肉眼可见污染物时，用 1000 mg/L 的含氯消毒剂擦拭或喷洒消毒。地面消毒先用 1000 mg/L 的含氯消毒剂由外向内喷洒，待室内消毒完毕后，再由内向外重复喷洒一次。消毒作用时间应不少于 30 分钟 （4）病室内如床围栏、床头柜、家具、门把手、家居用品等有肉眼可见污染物时，应先完全清除污染物再消毒。无肉眼可见污染物时，用 1000 mg/L 的含氯消毒剂进行喷洒、擦拭消毒，作用 30 分钟后清水擦拭干净	消毒方法正确
5. 再次喷雾消毒		采用 3% 过氧化氢按照 30 ml/m³ 全面喷雾消毒，作用 30 分钟	全面、均匀喷雾，关闭门窗
6. 开窗通风		开窗通风至少 30 分钟	通风至少 30 分钟

续表

操作步骤	护理人员	保洁人员	评价
7.医用设备及诊疗用品消毒	治疗盘、治疗台、可复用器械设备使用1000 mg/L的含氯消毒剂（耐腐蚀性物品）或75%乙醇（不耐腐蚀性物品）擦拭，作用30分钟清水擦拭晾干备用		根据医疗设备"清洁和消毒"部分内容，选择适宜的消毒剂种类
8.整理用物	整理用物	整理用物	正确处理涉疫医疗废物
9.手卫生	快速手消毒	快速手消毒	手卫生到位

【注意事项】

1．喷雾消毒时关闭门窗。

2．根据待消毒物品正确选择消毒剂的种类及浓度，含氯消毒剂需现用现配。

3．擦拭消毒顺序：按照由上到下，由里及外的原则，先病室后厕所。地面消毒应按照由外向内喷洒后，再由内向外重复喷洒一次，作用时间至少30分钟。

4．严格一桌一巾，清洁用具严格分区使用，注意个人防护及手卫生。

5．清除过程中避免接触污染物，清理的污染物按涉疫医疗废物严格收集放置。

【知识链接】

1．终末消毒定义及对象

终末消毒是指传染源离开有关场所后进行的彻底消毒处理，应确保终末消毒后的场所及其中的各种物品不再有病原体的存在。终末消毒对象包括新冠肺炎确诊 / 疑似病例和无症状感染者排出的污染物（血液、分泌物、呕吐物、排泄物等）及其可能污染的物品和场所，不必对室外环境（包括空气）开展大面积消毒。新冠肺炎确诊 / 疑似病例和无症状感染者短暂活动过的无明显污染物的场所，无需进行终末消毒。

2．终末消毒试用范围

医疗机构发热门诊、感染科门诊等每日工作结束后，以及病区隔离病房，在新冠肺炎确诊 / 疑似病例住院或死亡后，无症状感染者核酸检测转阴后，均应做好终末消毒，包括：地面、墙壁，桌、椅、床头柜、床架等物体表面，患者衣服、被褥等生活用品及相关诊疗用品，以及室内空气等。

3．终末消毒流程

推荐采用有效浓度的高水平消毒剂（含氯消毒剂、过氧化物消毒剂等）进行全面喷雾→作用 30 分钟→常规擦拭清洁消毒→再喷雾→作用 30 分钟→通风。

参考文献

[1] 北京市护理质量控制和改进中心.新型冠状病毒感染的肺炎感染防控知识梳理护理人员.第 3 版.2020.2.15.

第五节 涉疫医疗废物处理

【操作前评估】

    1．评估涉疫医疗废物量（是否 3/4 满）。

    2．评估穿戴防护用品是否齐全、严密。

    3．检查涉疫医疗废物专用包装袋是否无破损、无渗漏。

    4．检查一次性耐压硬纸箱的完整性、无破损。

    5．检查涉疫医疗废物专用包装袋及锐器盒的外表面是否有警示标识。

    6．评估病室环境，无治疗、护理操作。

【用物准备】

    1．若干涉疫医疗废物专用包装袋、一次性耐压硬纸箱、涉疫医疗废物标识、一次性专用封口绳、红色签字笔、喷壶内装有浓度为 1000 mg/L 含氯消毒液（现用现配）、免洗手消毒液。

    2．防护用品：防护服、隔离衣、医用防护口罩、工作帽、护目镜 / 面屏、双层手套、防护鞋套。

【操作流程】

1．操作人员进出隔离区域应严格按照标准正确实施手卫生和穿脱个人防护用品。

2．评估涉疫医疗废物量。

3．将准备好的涉疫医疗废物专用包装袋边缘向外翻转卷成圆筒状，放置于医用垃圾桶旁备用。

4．使用配置好的 1000 mg/L 含氯消毒液喷洒消毒涉疫医疗废物专用包装袋内表面。

5．使用一次性专用封口绳鹅颈结式分层结扎，封口后提出脚踏式医用垃圾桶，放入备好的外层专用袋中。

6．使用配置好的 1000 mg/L 含氯消毒液喷洒消毒涉疫医疗废物专用包装袋外表面。

7．使用一次性专用封口绳鹅颈结式分层结扎外层涉疫医疗废物专用包装袋并封口。

8．确保无渗漏后，将整理好的涉疫医疗废物专用包装袋提至污染区大门内侧。

9．使用配置好的 1000 mg/L 含氯消毒液喷洒消毒涉疫医疗废物专用包装袋外表面。

10．将涉疫医疗废物标识贴于专用包装袋外侧，标签内容包括：涉疫医疗废物产生单位、产生部门、产生日期、类别，并在特别说明中标注"新冠医废"。

11．将涉疫医疗废物装入一次性耐压硬纸箱，并密封，禁止打开。纸箱表面用红色记号笔标注"新冠医废"。

12．医用垃圾桶内更换新的专用包装袋，并盖上盖子。

13．收集完毕，手卫生。

操作步骤	配合者	操作者	评价
1. 卷好涉疫医疗废物专用包装袋备用		将准备好的涉疫医疗废物专用包装袋，边缘向外翻转卷成圆筒状，置于医用垃圾桶旁备用	塑形，便于垃圾收集
2. 封口结扎桶内的涉疫医疗废物专用包装袋	1000 mg/L 含氯消毒液喷洒消毒涉疫医疗废物专用包装袋内、外表面	使用一次性专用封口绳鹅颈结式分层结扎封口并提出脚踏式医用垃圾桶	节力，避免污染自身，消毒液喷洒均匀
3. 桶内涉疫医疗废物放置于备好的医疗废物袋内	撑住卷边涉疫医疗废物专用包装袋，保证不移位	将涉疫医疗废物放入外层专用包装袋中	节力、放置准确、勿污染地面
4. 结扎外层涉疫医疗废物专用包装袋		使用一次性专用封口绳鹅颈结式分层结扎外层涉疫医疗废物专用包装袋并封口	勿污染地面与自身
5. 转运至污染区边缘并喷洒消毒液	1000 mg/L 含氯消毒液喷洒消毒涉疫医疗废物专用包装袋外表面	确保无渗漏后，将整理好的涉疫医疗废物专用包装袋提至污染区门口（在污染区门内）	消毒液喷洒均匀，避免污染其他地面、墙面等
6. 粘贴标签	书写标签内容	将医疗废弃物标识贴于涉疫医疗废物专用包装袋外侧	标注字迹清晰
7. 硬纸箱封存	用红色记号笔写标注内容	将涉疫医疗废物装入一次性耐压硬纸箱，并密封	标注字迹清晰 严密封存
8. 更换医用垃圾桶内专用袋		医用垃圾桶内更换新的专用包装袋，并盖上盖子	四边包住医用垃圾桶边缘
9. 整理用物		整理用物	正确处理涉疫医疗废物
10. 手卫生	快速手消毒	快速手消毒	手卫生到位

【注意事项】

涉疫医疗废物不与其他医疗废物混装，分类收集使用后的一次性隔离衣、防护服等物品，严禁挤压，使用涉疫医疗废物专用包装袋及锐器盒。

【知识链接】

1．涉疫医疗废物概念

感染疾病科、儿科感染诊区以及所有涉及筛查、诊治疑似和新冠肺炎人员产生的医疗废物和生活垃圾。

2．涉疫医疗废物运送

（1）经专用电梯运送至指定的涉疫医疗废物临时收集点，运送前检查包装袋或锐器盒的标识、标签以及封口是否符合要求，防止由于破损而引起的泄漏和扩散；

（2）与医院指定的专职收集人员签字交接、转运至涉疫医疗废物暂存处；

（3）并明确告知收运单位该批次医疗废物为"涉疫医疗废物"；

（4）每日专车运送涉疫医疗废物，每天运送结束后，应用1000 mg/L含氯消毒液对运送工具进行清洁和消毒。在运送工具被涉疫医疗废物污染时，应及时消毒处理；

（5）推荐使用专用通道或电梯运送涉疫医疗废物，运送后应用1000 mg/L含氯消毒液喷雾消毒，作用30分钟后再使用；

（6）交接涉疫医疗废物资料保存3年。

3．贮存

（1）涉疫医疗废物暂存处应有严密的封闭措施，设有工作人员进行管理；

（2）宜在暂存处单独设置区域存放，用1000 mg/L含氯消毒液对暂存处地面进行消毒，每天2次；

（3）医疗废物产生部门、运送人员、暂存处工作人员以及涉疫医疗废物处置单位转运人员之间，要逐层登记交接，并说明来源于新冠肺炎患者或疑似患者。

参考文献

[1] 北京市护理质量控制和改进中心.新型冠状病毒感染的肺炎
感染防控知识梳理护理人员.第 3 版.2020.2.15.

第二部分
基础护理操作技术

第一节　床单位管理

【操作前评估】

1．评估患者自理能力、情绪及心理状态。

2．评估患者意识状态及合作程度，了解病情及皮肤情况。

3．评估铺床用物是否齐全。

4．评估床单位是否符合安全、清洁、舒适的要求，注意保护患者隐私，病室开窗通风。

【用物准备】

大单或床罩、被套、棉被、枕套、枕芯、屏风或拉帘（必要时）、免洗手消毒液。

【操作流程】

1．医务人员进出隔离病房应严格按照标准实施手卫生和穿脱个人防护用品。

2．评估病室环境及温度。

3．根据要进行的铺床操作，向患者解释整理或更换床单位的目的。

4．检查床单位是否完好，及清洁程度。

5．铺备用床：

（1）携用物至床旁，用物按使用顺序放椅上，移开床旁桌，检查褥子有无血迹及污迹并铺于床垫上；

（2）双人铺大单（床罩）：缓慢将其放在床褥上，正面向上，中线和床的中线对齐，双人两手分别逐层打开，先铺床头，再铺床尾，床角呈直角或斜角，床罩铺床时床角要整齐、美观，轻轻将大单/床罩中部拉紧塞于床垫下（图2-1-1）；

（3）双人套被套：将被套正面向外放在床褥的中线上，逐层打开，中线正，被头齐床头，被尾开口端上层缓慢打开约1/3处，将折成"S"形的棉被送入被套，打开棉被头端及两侧均与被套齐平，对齐两上角后至床尾逐层拉平，两侧内折与床沿齐，被头与床头齐，将被尾整理平整塞在床垫下（图2-1-2）；

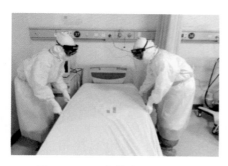

图 2-1-1　双人铺大单（床罩）

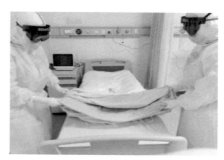

图 2-1-2　双人套被套

（4）套枕套：枕套套在枕心上，四角充实，平置于床头盖被上，开口背门，桌椅复位；

（5）正确处理涉疫医疗废物，病室通风；

（6）快速手消毒。

6．铺暂空床：在备用床的基础上，轻轻将被子面向内侧三折叠至床尾。进行快速手消毒。

7．卧床患者更换床单：

（1）携用物至床旁，放置好屏风或拉帘，保护患者隐私；

（2）双人换大单：松开被尾，一手托住患者头部，一手将枕头拉向对侧，协助患者向远侧翻身，安排妥当各种引流管及治疗措施（如患者身上一侧有引流管或其他治疗措施时，应先从另一侧开始更换），松开近侧大单，大单向上内卷塞在患者身下，按照铺备用床方法铺近侧大单，对侧一半塞在患者身下，协助患者向近侧翻身，另一护士安置妥当各种引流管及治疗措施，松开对侧大单并撤去污大单，同法铺好大单并拉紧、拉平塞入床垫下；

（3）双人换被套：掀开被尾，撤出棉被左右三折叠呈"S"形，放置椅子上，污被套盖在患者身上，清洁被套按照备用床铺好，撤出污被套，叠成被筒，被尾塞入床垫下；

（4）套枕套同备用床。

8．换下床单、被套、枕套等物品放入双层黄色医疗废弃袋密封，按涉疫医疗废物进行后续处理。

9．快速手消毒。

操作步骤	配合者	操作者	评价
1. 解释		根据要进行的铺床操作，向患者解释铺床的目的和意义	解释到位
2. 检查		检查床单位是否完好，及清洁程度	检查方法正确
3. 进行双人法铺床	协助操作者完成	（1）铺备用床：按操作流程双人完成 （2）铺暂空床：在备用床的基础上，轻轻将被子面向内侧三折叠至床尾 （3）为卧床患者更换床单：按照操作流程双人完成，更换床单位前，协助患者取舒适体位，保护患者隐私	床单位符合标准 个人防护到位 患者体位舒适

续表

操作步骤	配合者	操作者	评价
4. 整理用物		整理用物，病室通风	正确处理涉疫医疗废物
5. 手卫生	快速手消毒	快速手消毒	手卫生到位

【注意事项】

1. 铺床时动作要轻柔，减少抖动，避免动作幅度过大引起尘埃与病毒病原体混合形成病毒气溶胶，做好隔离防护，安全实施护理操作。

2. 为卧床患者更换床单翻身时，尽量避免近距离正对患者，注意动作协调、轻稳，不可拖拉，以免擦伤皮肤。若患者皮肤有压红，根据皮肤受压情况，确定翻身间隔时间，做好交接班，并记录。

3. 若患者身上置有多种导管，翻身或移动时应观察导管是否安置妥当，操作后检查各导管是否扭曲、受压，注意保持管路通畅，防止导管脱落。

4. 操作过程中随时观察患者病情变化，如有异常停止操作，及时处理。

5. 铺床注意节力原则，注意患者保暖，保护隐私。

6. 病室保持通风，同室其他患者治疗、进餐时，暂停铺床。

【知识链接】

1. 铺床的节力原则

操作时，双膝略屈，双脚应前后或左右两侧分开，以扩大支撑面，支撑面的大小与稳定度成正比，从而加强稳定性并可在操作中灵活地前后或左右移动身体，以节省体力。

2. 各种铺床法的目的

（1）备用床（图 2-1-3）：

①保持病室整洁、舒适和美观；

②准备迎接新患者。

（2）暂空床（图2-1-4）：

①供新入院患者使用；

②供暂离床活动的患者使用；

③维持病室的整洁、美观。

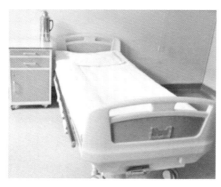

图2-1-3 备用床

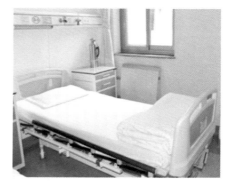

图2-1-4 暂空床

（3）卧床患者更换床单适用于年老、体弱、生活不能自理，或病情需要不能下床活动的患者。

参考文献

[1] 张洪君，李葆华，胡晋平.常用基础护理技能操作.北京：北京大学医学出版社，2018.

[2] 张洪君.现代临床基础护理操作培训手册.北京：北京大学医学出版社，2007：1-22.

第二节 体温测量 ▪ ▪ ▪   ▪

【操作前评估】

    1．查看体温单确定需要测量体温的患者。

    2．评估患者病情、意识状态及是否合作。

【用物准备】

    免洗手消毒液、体温表（专人专用、床旁存放）、带秒针的表、记录本或电子记录单。

【操作流程】

    1．医务人员进出隔离病房应严格按照标准正确实施手卫生和穿脱个人防护用品。

    2．评估病室环境及温度。

    3．用1种以上方法核对患者信息，并告知患者进行体温测量操作的目的。

    4．检查体温计完好性及水银柱是否在35℃以下。

    5．协助患者解开衣扣，必要时协助擦干腋窝下的汗液。

6．将体温计水银端放于腋窝深处并紧贴皮肤，屈臂过胸，夹紧体温计。

7．快速手消毒。

8．5～10 min 取出，查看体温计度数，高热患者注意询问患者有无不适主诉，观察有无面色潮红、心悸、寒战等不适。将体温计存放于床旁固定位置。将体温表甩至35℃以下备用。

9．快速手消毒。

10．准确记录测量结果，如有异常，及时通知医生。

11．整理用物。

操作步骤	操作者	评价
1. 解释	讲解体温测量的目的和意义	解释到位
2. 核对	反问患者姓名，核对患者有效信息	核对无误
3. 体温测量	检查体温计完好性，协助患者解开衣扣，擦干腋窝下汗液，将体温计水银端放于腋窝深处并紧贴皮肤，屈臂过胸，夹紧体温计，测量5～10 min	方法正确
4. 手卫生	快速手消毒	手卫生到位
5. 监测结果	读取数值	读数正确
6. 手卫生	快速手消毒	手卫生到位
7. 记录	记录测量结果	准确记录数值
8. 整理用物	整理用物	正确处理涉疫医疗废物

【注意事项】

1．发现体温和病情不相符合时，应重复测量，必要时可同时测量另一部位对照，以便得到更为准确的体温数值。

2．患者体温高时，遵医嘱给予物理降温，降温后半小时，给予复测体温。

3．患者进食或饮热水后 30 min 内禁止测量体温。

4．体温表专人专用。

5．新入院患者连续 3 日每天测量体温 4 次（6am—10am—2pm—6pm）；若体温均正常则每日 2pm 测 1 次；若体温在 37.3 ~ 39℃，则继续每日测体温 4 次（6am—10am—2pm—6pm）；若体温大于 39℃，则每日测体温 6 次（2am—6am—10am—2pm—6pm—10pm），做好记录，结果异常及时通知医生。

【知识链接】

1．影响测量体温准确性的因素

生理变化，时间，年龄，性别，剧烈运动，情绪激动，大量服用蛋白质之后。

2．机体的散热方式

辐射，传导，对流和蒸发。

3．常见热型及其特点

（1）稽留热：体温常在 39℃以上，持续数日或数周，日差不超过 1℃。常见于急性传染病，如伤寒、大叶性肺炎等；

（2）间歇热：体温骤然升高至 39℃以上，持续数小时或更长时间，然后很快下降至正常，再经一间歇时间后，又突然升高，如此反复发作。如疟疾等；

（3）弛张热：体温高低不一，日差大于 1℃，甚至可达 2 ~ 3℃，但最低温度仍在正常水平以上。常见于急性血吸虫病和化脓性疾病（如败血症）等；

（4）不规则热：为常见的一种热型，体温在一日中的变化不规则，持续时间不定。常见于风湿热、流行性感冒等。

4．高热患者的护理措施

（1）降低体温：物理降温、药物降温；

（2）病情观察：观察患者脉搏、呼吸、面色，有无并发症：寒战、淋巴结肿大、出血倾向；

（3）促进休息：高热患者绝对卧床休息，低热患者减少活动；

（4）补充营养：高热量、高蛋白、高维生素、易消化的食物，鼓励患者多饮水，每日 2500 ~ 3000 ml；

（5）增进舒适：进行口腔护理及皮肤护理，及时更换床单、衣物，保证室内空气清新；

（6）心理护理：缓解不适、紧张、焦虑情绪。

5．体温表破碎后的处理

避免接触，使用硬质纸壳清理玻璃，放于锐器盒中。使用锡纸收集水银，包裹严密，正确处理。安抚患者，检查患者有无损伤。

6．发热程度的划分

低热：37.3 ~ 38℃ ；

中等热度：38.1 ~ 39℃ ；

高热：39.1 ~ 41℃ ；

超高热：41℃以上。

参考文献

[1] 张洪君，李葆华．神经科护士规范操作指南．北京：中国医药科技出版社，2016：1-7.

第三节　心电监护仪的使用 ■ ■ ■　　■

【操作前评估】

1．评估患者病情、意识状态、吸氧浓度、合作程度及胸部皮肤情况。

2．评估患者双侧桡动脉搏动情况、指（趾）端循环及肢体活动情况。

3．评估心电图波形、心率、心律变化。

【用物准备】

心电监护仪1台、一次性心电电极5片、75%乙醇棉球（纱布）、免洗手消毒液。

【操作流程】

1．医务人员进出隔离病房应严格按照标准正确实施手卫生和穿脱个人防护用品。

2．评估病室环境及温度。

3．用1种以上方法核对患者信息，并告知患者进行心电监护的目的。

4．评估病室环境，将心电监护仪放置在患者床头桌上。

5．接通电源，打开主机开关。

6．连接无创血压袖带、血氧传感器探头及心电导联线（图 2-3-1）。

7．录入患者信息、设置报警界限和测量间隔时间。

8．返回主屏，按"无创血压"测量。

9．及时准确记录数值。

10．正确处理涉疫医疗废物。

11．手卫生。

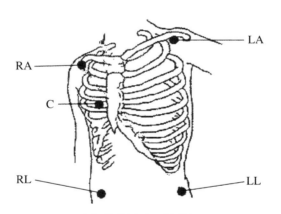

电极的放置（五导联）

图 2-3-1　心电导联位置

操作步骤	配合者	操作者	评价
1.解释		讲解心电监护的目的和意义	解释到位
2.双人核对	核对患者有效信息	反问患者姓名，核对患者有效信息	核对无误

操作步骤	配合者	操作者	评价
3. 监测及设置	（1）接通电源，打开主机开关 （2）按主菜单后进入患者信息设置，录入患者姓名、床号、病历号 （3）根据患者具体情况设定各报警限值，打开报警系统 （4）设置测量间隔时间 （5）返回主屏，按"无创血压"测量	（1）袖带上的箭头对应患者上臂肱动脉处、松紧合适（可放进1指） （2）将血氧传感器放在患者指端，红灯在患者指甲上 （3）连接心电各导联： ①暴露胸部，清洁接触电极部位的皮肤，必要时先做局部剃毛，用75%乙醇棉球擦净 ②正确连接心电图导联线： 右上（RA）：胸骨右缘锁骨中线第一肋间 左上（LA）：胸骨左缘锁骨中线第一肋间 右下（RL）：右锁骨中线肋弓下（腋前线） 左下（LL）：左锁骨中线肋弓下（腋前线） 中间（C）：胸骨左缘第四肋间	（1）血压袖带使用正确 （2）血氧传感器位置正确 （3）心电图导联线定位正确 （4）录入患者信息正确 （5）报警限值设置正确
4. 记录	读取数值并记录	监测心电图波形、血压、血氧饱和度、呼吸变化	准确记录数值
5. 整理用物		整理导联线，协助患者舒适体位	正确处理涉疫医疗废物
6. 手卫生	快速手消毒	快速手消毒	手卫生到位

【注意事项】

1. 触摸双侧桡动脉搏动情况，袖带应包裹在搏动强的上肢。选定血压测量间隔时间，对需要频繁监测血压者，应定时松解袖带，避免频繁充气对肢体血液循环造成影响和不适感，必要时更换测量部位。

2. 血氧饱和度传感器不建议放在测量血压侧及静脉输液的肢

体上。血氧传感器定时更换手指，防止手指皮肤受压。

3．电极片安放的位置正确，并注意留出一定范围的空间，以不影响患者出现室颤时进行电除颤为宜。需长时间进行监护者，应定期（24～48小时）更换电极片的安放位置，防止皮肤过敏和溃烂。

4．调整报警系统上、下限，一般为患者心率的±20%，最低心率不能小于50次/分，血氧饱和度监测及血压报警低限根据患者情况，遵医嘱设置。报警设置保持开放状态，出现报警时，应查明原因及时正确处理。

5．在清洁设备前必须关闭电源，并断开电源线与插座的连接。当有患者在使用该设备时，请勿进行设备的保养与清洁。

【知识链接】

1．影响血压测量的因素

袖带大小：袖带气囊至少应包裹80%上臂，大多数人的臂围25～35 cm，应使用长35 cm、宽12～13 cm规格气囊的袖带。有动静脉瘘、桡动脉穿刺侧上肢不能包裹血压袖带。休克、低体温患者测出的血压偏低；患者移动、颤抖、痉挛时测出的血压偏高。

2．影响血氧饱和度测量的因素

灰指甲、涂抹指甲油均影响血氧饱和度监测结果。休克、贫血、低体温、低血压患者测出的血氧饱和度偏低。

3．监护仪设备清洁方案

（1）清洁就是清除物体和表面上的明显污垢（例如有机和无机材料），通常使用掺有清洁剂或含酶产品的水通过手动或机械方式来完成。在消毒前进行全面彻底清洁至关重要，因为设备表面残留的无机和有机材料会影响消毒效果；

（2）请使用肥皂水、清水等无腐蚀性清洁用品清洁设备表面，不可使用含腐蚀性、溶解性、磨蚀性的清洁剂和光泽剂；

（3）强力清洁剂、有机清洗剂可能会损害设备表面光泽，并削弱结构强度，不推荐使用。

4．监护仪设备消毒方案

（1）根据"设备清洁方案"清理设备表面；

（2）使用软布蘸取 75% 乙醇擦拭设备表面，并自然晾干，请勿擦拭液晶显示屏；

（3）使用含氯消毒剂（500mg/L）时，消毒完成后需使用软潮布将设备表面的残留消毒剂清洁干净并自然晾干，或使用干燥的软布擦干；

（4）疑似 / 确诊病例房间进行终末消毒时使用过氧化氢或 1000 mg/L 含氯消毒剂进行全方位喷雾（包括房间内仪器设备），喷雾后房间密闭 30 分钟—全方位擦拭房间仪器设备—房间密闭 30 分钟—再次全方位喷雾（包括房间内仪器设备）—房间密闭 30 分钟—通风。由于喷雾消毒剂会进入设备内部，所以使用喷雾消毒时，应确保房间内监护仪及其他仪器设备已关闭电源，并禁止正对设备主体喷射。

（5）对血氧传感器及心电导联线进行清洁消毒：一次性血氧传感器和血压袖带拆除后，严格按"涉疫医疗废物"处理。

5．监护仪设备清洁消毒操作程序

（1）监护仪主机应定期清洁，使用毛巾或纸巾蘸取清洁剂擦拭显示器及机身外壳，若表面附有血渍、油渍等污物时，用棉签蘸少许消毒液擦拭，擦拭时切忌将液体流入屏幕的缝隙中，最后用布将消毒液擦干。避免清洁剂、消毒剂流入设备内部损坏设备。

（2）血氧传感器、连接线及心电导联线用潮湿的布和中性肥皂水清洁后可用 75% 乙醇擦拭消毒，如有需要可使用环氧乙烷（ETO）消毒，但会缩短电缆或导联线的使用寿命。

（3）血压袖带可使用消毒液清洗或浸泡，应注意不要将橡胶管路口没入水中，切忌将液体流入袖带内，清洗时可用柔软的毛刷轻刷袖带表面，切忌用力刷洗或揉搓袖带。

（4）监护仪清洁消毒后，将清洁材料放入黄色医疗垃圾塑料袋。摘除个人一次性防护装备，放入黄色医疗垃圾袋。如清洁消毒设备为新冠肺炎疑似/确诊患者使用，须严格按"涉疫医疗废物"管理。

参考文献

[1] 张洪君，李葆华，胡晋平.常用基础护理技能操作.北京：北京大学医学出版社，2018.

[2] 毛彬，陈斯尧，文旭霞，等.心电监护仪人为故障的原因与维护保养.医疗装备，2016，29（17）：39-40.

第四节 约束带的使用 ▪ ▪ ▪ ▪ ▪

【操作前评估】

1．了解患者的诊断和治疗，明确使用保护性约束的目的。

2．评估患者生命体征、病情、年龄、意识状态、精神状态、肢体活动情况、是否有皮肤摩擦破损、血液循环障碍等情况。

3．评估患者所携带管路的种类、数量及固定情况。

4．向患者讲解保护性约束的重要性，了解患者的自理能力和配合程度。

5．根据患者病情选择约束的方式。

【用物准备】

约束带2～4条、保护棉垫4个、免洗手消毒液。

【操作流程】

1．医务人员进出隔离病房应严格按照标准正确实施手卫生和穿脱个人防护用品。

2．评估病室环境及温度。

3．用1种以上方法核对患者信息，并告知患者进行保护性约束操作的目的。

4．备齐用物至患者床旁。

5．协助患者翻身，取舒适体位，使用棉垫保护约束部位，将约束带系于患者肢体，松紧度以能伸入1指为宜，再系于床体，拉起床档（患者躁动严重时，双人协助，一人固定患者肢体，另一人给予约束）（图2-4-1）。

6．再次核对患者身份，向患者做好宣教。

7．整理床单位。

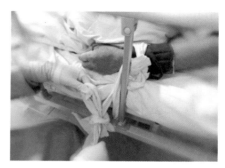

图 2-4-1　使用约束带

8．用快速免洗手消毒液进行手卫生，记录约束带类型、约束部位、约束部位皮肤情况和约束开始时间。

操作步骤	配合者	操作者	评价
1. 解释		讲解保护性约束操作的目的和意义	解释到位
2. 双人核对	核对患者有效信息	反问患者姓名，核对患者有效信息	核对无误
3. 体位摆放	协助翻身	协助患者翻身，取舒适体位	体位舒适
4. 约束方法	躁动严重的患者，协助操作者固定患者肢体	使用棉垫保护，给予约束，再系于床体，拉起床档，检查松紧度	约束有效
5. 再次核对		再次核对患者身份	核对无误
6. 整理床单位	整理床单位	整理床单位	床单位整洁舒适
7. 手卫生	快速手消毒	快速手消毒	手卫生到位
8. 记录		记录开始时间、约束部位皮肤情况等	记录清晰、准确

【注意事项】

1．约束带质地柔软、松紧适宜，根据病情每 15 ～ 30 min 巡视一次，观察患者被约束肢体的血液循环和皮肤情况，做好记录。

2．持续约束者，每 2 小时松解约束带一次，间歇时间为 15 ～ 30 min，严格交接班。若发现异常及时处理，必要时进行局部按摩，促进血液循环。

3．约束带禁止系到床档，以免约束带前后滑动而影响保护性约束效果。

4．保持约束带的清洁，有污迹、血迹及时更换。

5．操作者动作轻柔，避免管路滑脱或将自身防护用具扯破。

6．解除约束后，记录约束停止时间、约束部位皮肤情况。

7．解除约束后，将约束带置于 1000mg/L 含氯消毒剂浸泡 30min，清水冲洗干净，晾干备用。

【知识链接】

1．约束带使用的目的

（1）保证不合作患者的治疗和护理操作能顺利进行；

（2）防止患者的兴奋、冲动行为或严重消极等导致个人或他人的伤害。

2．约束带的使用对象

（1）躁动不安有自我伤害倾向的患者；

（2）不遵从或不配合治疗及护理的患者；

（3）有拔除治疗性管路风险的患者；

（4）有严重消极自杀之念及行为紊乱的患者；

（5）有突发冲动、自伤、伤人、毁物的患者。

3．常用约束部位

约束部位常为人体大的关节处，如腕部、踝部、膝部、肩关节等。

4．约束手套的使用方法

准备约束手套一副，将患者五指并拢后套入手套内，注意中指套入固定指套内，在手腕接触面垫保护垫，松紧以一指为宜，将约束绑带环绕手腕保护垫数圈后，打结固定于手腕处。

5．肩部（胸部）约束方法

准备肩部约束带 1 条、棉垫 2 个，患者仰卧于床上，枕头横立于床头，置约束带于胸前，在接触面垫保护垫，尤其注意双侧腋下垫保护垫，松紧以 1 ～ 2 指为宜，约束带两端分别绕经床头的床体固定环，打结后固定于床头或床沿两侧处。

参考文献

[1]　张洪君．现代临床基础护理操作培训手册．北京：北京大学医学出版社，2007．

第五节　踝泵练习 ....　▪

【操作前评估】

1．评估患者意识状态、合作程度、情绪及心理状况。

2．评估患者生命体征及管路情况。

3．评估患者血栓风险（必要时行相关检查明确诊断）。

4．评估患者下肢专科情况：如足背动脉搏动、皮肤温度、皮肤颜色、皮肤有无破损、肢体感觉、肢体肿胀及活动情况。

【用物准备】

免洗手消毒液。

【操作流程】

1．医务人员出入隔离病房应严格按照标准正确实施手卫生和穿脱个人防护用品。

2．评估病室环境及温度。

3．并告知患者进行踝泵练习的目的。

4．协助患者取舒适体位（操作时注意患者的生命体征及管路情况）：平卧位、半卧位、坐位。

5．评估患者下肢专科情况。

6．根据患者的意识及活动能力选择主动/被动踝泵练习的适用人群（详见注意事项）。

7．踝泵练习的步骤：踝关节背伸和跖屈练习（图 2-5-1）；踝关节旋转练习。

8．踝泵练习时间：每小时练习 5 分钟。

9．踝泵练习后，协助患者取舒适体位，保暖。

10．进行快速手消毒。

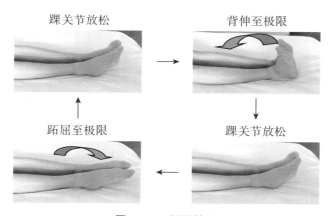

踝关节放松　　　　　　　　　背伸至极限

跖屈至极限　　　　　　　　　踝关节放松

图 2-5-1 踝泵练习

操作步骤	配合者	操作者	评价
1. 解释		向患者解释进行踝泵练习的目的和方法	解释到位
2. 体位摆放	配合操作者协助患者取舒适体位	（1）观察患者生命体征及各管路情况 （2）根据患者的病情，协助取舒适体位：平卧位半卧位或坐位	体位舒适
3. 评估		（1）评估患者下肢专科情况 （2）根据患者的意识及活动能力选择主动/被动踝泵练习	评估到位

操作步骤	配合者	操作者	评价
4.进行踝泵练习		主动踝泵练习：指导患者按照正确的方法进行踝泵练习 （1）踝关节背伸练习：尽最大角度向上勾脚，保持 5～10 秒 （2）踝关节跖屈练习：脚尖用力向下踩至最大角度，保持 5～10 秒 （3）踝关节旋转练习：最大范围的旋转踝关节 （4）每小时练习 5 分钟	踝泵练习到位
	（1）完成治疗性工作 （2）满足患者生活需求	被动踝泵练习：护士协助患者进行被动的踝泵练习 （1）踝关节背伸练习：护士一手轻扶患者小腿胫前，另一手向头侧轻推患者足底部至最大角度，保持 5～10 秒 （2）踝关节跖屈练习：护士一手轻扶患者小腿胫前，另一手向下方按压足背至最大角度，停留 5～10 秒 （3）踝关节旋转练习：护士一手轻扶患者小腿胫前，另一手扶住足部进行旋转练习 （4）进行踝泵练习时，应注意询问患者的舒适度，避免由于过度用力造成损伤 （5）每小时练习 5 分钟	
5.健康教育		向患者宣教静脉血栓预防的重要性和方法	健康宣教到位
6.整理用物		整理床单位，协助患者取舒适体位，保暖	正确处理涉疫医疗废物
7.手卫生	快速手消毒	快速手消毒	手卫生到位

【注意事项】

1．根据患者意识状态、活动能力、配合程度选择主动 / 被动踝泵练习的适用人群：

（1）主动踝泵练习：意识清楚、活动能力好且能够配合的患者，指导患者进行主动的踝泵练习；

（2）被动踝泵练习：意识不清、活动力差或无法配合主动练习的患者，由护士进行被动的踝泵练习。

2．准确评估患者血栓风险，必要时行相关检查明确诊断。

3．操作前准确评估患者下肢的专科情况，判断患者有无操作禁忌证。

4．踝泵练习的每个步骤要进行到位，以达到预防血栓的目的。

【知识链接】

1．踝泵练习预防血栓的机制

主要通过踝关节的背伸、跖屈、旋转等活动带动下肢肌肉收缩，肌肉收缩时血液和淋巴受挤压回流，肌肉放松时，新鲜血液补充，达到促进下肢血液循环的目的。

（1）背伸时：胫前肌收缩变短，小腿三头肌放松伸长；

（2）跖屈时：小腿三头肌收缩变短，胫前肌放松伸长。

2．静脉血栓形成的原因

（1）血管内膜损伤因素：创伤、手术、化学性损伤、感染性损伤等；

（2）静脉血流淤滞：既往静脉血栓栓塞症病史、瘫痪、制动等；

（3）血液高凝状态：高龄、肥胖、中心静脉插管、术中全麻、红细胞增多症等。

3．踝泵练习适用范围

（1）长期卧床患者；

（2）肢体活动受限患者；

（3）手术治疗后患者。

4．踝泵练习的角度推荐

（1）踝关节背伸练习：足纵轴与小腿呈 90°，保证踝关节中立位，尽最大角度向上勾脚（向头侧方向移动足背、向床尾方向移动足跟），踝关节背伸的角度为 20°～ 30°，根据患者的情况勾脚至最大角度即可，保持 5 ～ 10 秒。

（2）踝关节跖屈练习：足纵轴与小腿呈 90°，保证踝关节中立位，脚尖用力向下踩（向床尾移动足趾，向头侧移动足跟），踝关节跖屈角度为 40°～ 50°，根据患者的情况跖屈至最大角度即可，保持 5 ～ 10 秒。

（3）踝关节旋转练习：最大范围的旋转踝关节。

参考文献

[1] 王欣，许蕊凤，郑群怡．骨科护士规范操作指南．北京：中国医药科技出版社，2016：251-283.

[2] 郑彩娥，李秀云．康复护理技术操作规程．北京：人民军医出版社，2015：60-72.

[3] 王昕宇，王真真，苏丹，等．关于踝泵运动在预防深静脉血栓形成中的研究进展．血管腔内血管外科杂志，2017，3（5）：972-974.

[4] 谌艳，吴俞萱，姜伟，等．踝泵运动对下肢静脉血栓血流动力学影响的研究．创伤外科杂志，2020，22（1）：52-56.

[5] 黄桂玉，张龙，张含凤，等．踝泵运动预防下肢深静脉血栓的有效性和最佳节律的循证探讨．循证护理，2019，5（9）：847-850.

[6] 孙璐，隋显玉．腓肠肌挤压联合踝泵运动的护理对老年卧床患者预防深静脉血栓的作用．世界最新信息文摘，2019，19

（85）：286-287.

[7] 徐玉红.踝泵运动在预防深静脉血栓形成中的应用价值.当代
医药论丛，2019，17（12）：55-57.

[8] 刘娜娜，宋维，王翠霞.踝泵运动在下肢深静脉血栓患者恢
复中的应用.当代护士，2018，25（15）：84-86.

第六节　导尿 ....　　■

【操作前评估】

1．评估患者配合程度。

2．评估患者会阴部的清洁程度。

3．评估患者膀胱充盈程度，询问患者排尿时间，必要时膀胱叩诊。

【用物准备】

一次性导尿包、棉垫 2 块、免洗手消毒液、医用垃圾袋。

【操作流程】

1．医务人员进出隔离病房应严格按照标准正确实施手卫生和穿脱个人防护用品。

2．评估病室环境及温度。

3．用 1 种以上方法核对患者信息，并告知患者进行导尿操作的目的。

4．评估病室环境，治疗车放置适当位置。

5．隔帘遮挡患者。

6．手卫生。

7．协助患者摆放体位，患者平卧，双腿屈膝略外展。棉被保护患者对侧肢体，衣物保护患者近侧肢体，臀下垫双层棉垫。观察患者病情变化。

8．打开一次性导尿包的外层包装，取出会阴擦洗盘，将其置于患者两腿间，左手戴手套，右手将碘伏棉球夹入弯盘内，持镊子夹碘伏棉球由外向内擦洗会阴：阴阜→对侧大腿根部至大阴唇→近侧大腿根部至大阴唇；左手分开大阴唇→继续擦洗对侧小阴唇→近侧小阴唇→阴蒂、尿道口、阴道口、肛门→尿道口。消毒后将消毒废物及上层棉垫一同丢弃在医用垃圾桶中，摘手套。

9．手卫生。

10．将导尿包置患者两腿间，打开无菌巾，先打开对侧再打开近侧，戴无菌手套。

11．自上方抓起孔巾，两手拿起孔巾上角，将两手完全包裹于孔巾内，孔洞对准会阴部，铺孔巾。

12．打开导尿盘，弯盘置于患者会阴前，弧形边朝向患者，用一把镊子夹取尿管前端置于弯盘内，向气囊内注入 2 ～ 3 ml 氯化钠注射液判断有无渗漏。

13．撕开润滑棉外包装，用镊子夹取尿管，自上至下润滑尿管前端 4 ～ 6 cm，润滑后将镊子置于弯盘边缘待用。

14．连接尿管与尿袋，用另一把镊子将碘伏棉球取出，碘伏棉球置于弯盘一角，镊子置于弯盘边缘备用。

15．取两块纱布分别包裹左手拇指和示指分开小阴唇，充分暴露尿道口，右手持置于弯盘边缘的镊子进行消毒，消毒顺序为：尿道口→对侧小阴唇内侧→近侧小阴唇内侧→尿道口。

16．左手固定不动，右手换镊子夹尿管，轻插尿管入尿道 4 ～ 6 cm，见尿液流出再插 7 ～ 10 cm。

17．用注射器向 Foley 尿管气囊内注 10ml 氯化钠注射液，使尿管头端形成水囊，注射后抵住针栓拔出注射器，轻拉尿管，有阻力感即可。

18．孔巾自操作者对侧，由内向外撕开，并取下。

19．导尿后污物、患者棉垫置于医疗垃圾袋内。脱无菌手套。

20．导尿后协助患者整理衣服、床单位。

21．给予患者健康宣教。

22．分别对尿管和尿袋进行标识，妥善固定尿管及尿袋。

23．整理用物，正确处理涉疫医疗废物。

24．手卫生。

25．操作后核对患者信息并记录，观察尿色、尿量，倾听患者主诉。

操作步骤	配合者	操作者	评价
1. 操作前准备	隔帘遮挡	讲解留置导尿的目的和意义，操作时患者如何配合	解释到位
2. 双人核对	用 1 种以上方法核对患者信息	呼叫患者姓名，核对患者有效信息	核对无误
3. 手卫生	快速手消毒	快速手消毒	手卫生到位
4. 第一次消毒	（1）治疗车放置恰当位置 （2）再次核对患者信息 （3）协助患者摆放体位 （4）臀下垫双层棉垫	（1）打开一次性导尿包的外层包装，取出会阴擦洗盘，将其置于患者两腿间 （2）左手戴手套，右手将碘伏棉球夹入弯盘内，持镊子夹碘伏棉球由外向内擦洗会阴：阴阜→对侧大腿根部至大阴唇→近侧大腿根部至大阴唇→左手分开大阴唇→继续擦洗对侧小阴唇→近侧小阴唇 →阴蒂、尿道口、阴道口、肛门→尿道口	体位舒适，擦洗顺序正确，消毒面积适合，擦拭均匀
	（5）观察患者病情变化	（3）消毒后将消毒废物及上层棉垫一同丢弃在医用垃圾袋中，摘手套	

续表

操作步骤	配合者	操作者	评价
5. 手卫生		快速手消毒	手卫生到位
6. 第二次消毒及置尿管	（1）嘱患者勿改变体位 （2）观察患者病情变化	（1）将导尿包置患者两腿间，打开无菌巾，先打开对侧 再打开近侧 （2）戴无菌手套。自上方抓起孔巾，两手拿起孔巾上角，将两手完全包裹于孔巾内，孔洞对准会阴部，铺孔巾 （3）打开导尿盘，弯盘置于患者会阴前，弧形边朝向患者，用一把镊子夹取尿管前端置于弯盘内，向气囊内注入 2～3 ml 氯化钠注射液判断有无渗漏 （4）撕开润滑棉外包装，用镊子夹取尿管，自上至下润滑尿管前端 4～6 cm，润滑后，将镊子置于弯盘边缘待用 （5）连接尿管与尿袋，用另一把镊子将碘伏棉 球取出，碘伏棉球置于弯盘一角，镊子置于弯盘边缘备用 （6）取两块纱布分别包裹左手拇指和示指分开小阴唇，充分暴露尿道口，右手持置于弯盘边缘的镊子进行消毒，消毒顺序为：尿道口→对侧小阴唇内侧→近侧小阴唇内侧→尿道口 （7）左手固定不动，右手换镊子夹尿管，轻插尿管入尿道 4～6 cm，见尿液流出再插 7～10 cm （8）用注射器向 Foley 尿管气囊内注 10 ml 氯化钠注射液，使尿管头端形成水囊，注射后抵住针栓拔出注射器，轻拉尿管，有阻力感即可 （9）孔巾自操作者对侧，由内向外撕开，并取下	严格无菌操作，操作流程正确
7. 导尿后处理		（1）导尿后污物、患者棉垫置于医疗垃圾袋内 （2）脱无菌手套	正确处理涉疫医疗废物

操作步骤	配合者	操作者	评价
8. 尿管固定	（1）操作后核对患者信息并给予患者健康宣教（2）整理患者衣服及床单位	（1）分别对尿管和尿袋进行标识（2）妥善固定尿管及尿袋	标识清楚，尿管及尿袋妥善固定、患者宣教到位
9. 整理用物	整理用物	整理用物	正确处理涉疫医疗废物
10. 手卫生	快速手消毒	快速手消毒	手卫生到位
11. 记录		记录导尿的时间，引流尿量，尿液性状及患者的反应	记录全面、正确

【注意事项】

1. 观察尿量、尿色，性质，准确记录出入量。

2. 尿管妥善固定，预防脱管。

3. 倾听患者主诉，观察患者病情变化。

4. 尿潴留患者一次放出尿量不应超过 1000 ml，以防出现虚脱和血尿。

5. 必须严格按无菌技术操作原则进行，以防泌尿系统感染。

6. 为女患者导尿时，如导尿管误入阴道，应立即更换导尿管再重新插入。

【知识链接】

1. 长期留置导尿的患者，导尿管更换时间

长期留置导尿管患者，不宜频繁更换导尿管，以 2～4 周更换一次为宜。

2．长期留置导尿的患者，尿袋更换时间

尿袋的更换周期宜为普通尿袋 2 次 / 周，抗反流尿袋 1 次 / 周。

3．气囊式导尿管的构成

气囊式导尿管又称 Foley 式导尿管，全长 40cm。有双腔管和三腔管之分。双腔尿管有两个腔，一腔为引流膀胱内尿液；另一腔为注气腔，注气腔可注入气体或液体，起到膀胱内固定的作用。 三腔气囊尿管较双腔多一引流腔，可用于冲洗膀胱。

4．成年女性导尿时选用的尿管型号

成年女性导尿时一般选用 F12 ～ F16 导尿管。

5．多尿、少尿、无尿的定义

正常人 24 小时尿量 1000 ～ 2000 ml，平均 1500 ml/24 h，日夜尿量比为 3：1 ～ 5：1，多尿指超过 2500 ml/24 h，少量是指尿量小于 400 ml/24 h 或小于 17 ml/h，无尿指尿量小于 100 ml/24 h 或 12 小时内无尿液产生。

参考文献

[1] 那彦群，叶章群 . 中国泌尿外科疾病诊断治疗指南 . 北京：人民卫生出版社，2014：613-615.

第七节　口服给药法 ▪ ▪ ▪ ▪　　▪

【操作前评估】

1. 评估患者病情、意识状态、自理能力、合作程度、用药史及过敏史。

2. 评估有无口腔、食管疾病及有无吞咽困难等。

3. 评估病情是否与所服药物相符，如若不符，及时与医生进行沟通。

4. 评估患者进餐时间，了解药物的性质、服药方法、注意事项及药物之间的相互作用。

【用物准备】

口服药、温开水、医嘱单、免洗手消毒液。

【操作流程】

1. 医务人员进出隔离病房应严格按照标准正确实施手卫生和穿脱个人防护用品。

2. 评估病室环境及温度。

3．用1种以上方法核对患者信息，并告知患者进行口服给药操作的目的。

4．核对医嘱，根据医嘱单查对药品，按规定时间发药。

5．核对患者信息及药物信息（床号、姓名、药名、浓度、剂量、时间、用法、有效期）。

6．核对患者及药物信息。如有停止药品，需及时从药盒中取出该药品。

7．携用物至患者床旁。

8．将药物发给患者，按需协助患者服药，并签字做好解释及健康宣教。

9．正确处理涉疫医疗废物。

10．快速手消毒。

操作步骤	操作者	评价
1．解释	讲解发口服药的目的、意义、药物作用及副作用	解释到位
2．核对	反问患者姓名，核对患者有效信息；核对药物与医嘱单（床号、姓名、药名、浓度、剂量、时间、用法、有效期），如有停止药品，需及时从药盒中取出	核对无误
3．服药	检查发放的口服药，协助患者服药到口	服药方法正确
4．再次核对	反问患者姓名，核对患者有效信息；使用医嘱单核对药物	核对无误
5．记录	记录、签字	记录方法准确
6．健康宣教	进行健康宣教	健康宣教到位
7．整理用物	整理用物	正确处理涉疫医疗废物
8．手卫生	快速手消毒	手卫生到位

【注意事项】

1．严格执行"查对"原则，如患者提出疑问，及时核对，确认无误后方可将药发给患者。看似、听似药物再次确认后发放。

2．严格按医嘱及药品使用说明书服药。

3．小剂量液体药物，应精确量取，确保剂量准确。

4．不同患者的药物不可同时发放。

5．鼻饲给药时，应将药物研碎，用水溶解后由胃管注入，前后用温开水冲管并确认胃管在胃内，给药后胃管夹闭半小时。

6．协助患者服药，确认服下后方可离开，对危重和不能自行服药的患者应予喂药。

7．了解所服药物的作用、不良反应以及某些药物服用的特殊要求，做好用药指导。

8．观察服药后不良反应，发现异常及时通知医生给予处理。

9．若患者不在病房或因故暂不能服药者，暂不发药，做好交接班并记录。

【知识链接】

1．口服特殊药物用药指导

（1）对牙齿有腐蚀作用和使牙齿染色的药物，如酸类、铁剂，服用时避免与牙齿接触，可用吸管吸入或服药后漱口。服用铁剂忌饮茶，防止铁剂和茶叶中的鞣酸结合形成难溶性铁盐，阻碍吸收。

（2）止咳溶液对呼吸道黏膜起安抚作用，服用后不宜饮水，以免冲淡药物，降低疗效。服用多种药物时应最后服用止咳溶液。

（3）磺胺类药物和退热药服后多饮水。磺胺类药由肾排出，尿少时易析出结晶，引起肾小管阻塞；退热药起降温作用，多饮水可增加药物疗效。

（4）刺激食欲的健胃药应在饭前服用；助消化药及对胃黏膜有

刺激的药物应在饭后服用。

（5）服用强心苷类药物应先测量脉率（心率）及节律，如脉率 < 60次/分或节律异常，应停服并报告医生。

参考文献

[1]　张洪君.现代临床基础护理操作培训手册.北京：北京大学医学出版社，2007.257-262.

第八节　静脉输液 ▪ ▪ ▪ ▪　　 ▪

【操作前评估】

1．评估患者病情、年龄、意识、心肺功能、自理能力、合作程度、药物性质、过敏史等。

2．评估穿刺点皮肤及血管状况。

3．正确选择穿刺针型号。

4．向患者做好解释工作。

【用物准备】

套管针、止血带、输液贴或胶布、无菌透明敷料、棉签、安尔碘、免洗手消毒液、液体、输液器、输液卡、锐器盒、医用垃圾桶。

【操作流程】

1．医务人员进出隔离病房应严格按照标准正确实施手卫生和穿脱个人防护用品。

2．评估病室环境及温度。

3．用1种以上方法核对患者信息，并告知患者进行静脉输液操作的目的。

4．核对医嘱，检查药物和输液器。

5．用安尔碘消毒药物瓶口。

6．安装输液器，固定好排气管，关紧水止。

7．携用物至床前，核对患者及药物信息。告知患者输液目的、药物名称、方法，取得患者的配合。

8．将药液瓶（或袋）挂在输液架上。

9．系止血带，选择粗直、弹性好、血流丰富的血管，避开关节和静脉瓣。

10．快速手消毒，第一次消毒穿刺处皮肤，消毒面积 8 cm×8 cm，待干。

11．排气至滤网处，准备套管针、贴膜、胶布等（写好日期、时间）。

12．系止血带，松紧度以放入 2 横指为宜，位置在穿刺点上方 10 cm；第二次消毒，消毒面积 8 cm×8 cm，可稍小于第一次。

13．连接输液接头（如有）、套管针；去除护针帽，排气。

14．穿刺过程中口头再次核对患者信息，无误后再进行穿刺。

15．绷紧皮肤，在消毒范围的 1/2～1/3 处穿刺，以 15°～30°角进针，针头斜面朝上，直刺静脉，进针速度慢，避免刺穿血管后壁，保证导管和针芯均在血管内，见回血后降低角度再进针少许，一次性匀速撤出针芯，穿刺过程中，已抽出的部分针芯不能再重新插入。

16．松止血带，时间不超过 2 分钟，指导患者松拳，打开输液调节器，冲回血。

17．用无菌透明敷料，以穿刺点为中心固定，中心点正确、无张力、平整，延长管 U 型固定，输液接头要高于导管尖端，且与血管平行，标记条位置正确。

18. 调节滴速，输液卡上签字。

19. 操作后再次核对药物及患者信息。

20. 帮助患者摆好体位，向患者交代输液注意事项及有可能出现的药物不良反应。

21. 免洗手消毒液消毒手，整理用物，正确处理涉疫医疗废物。

操作步骤	配合者	操作者	评价
1. 解释		讲解静脉输液的目的、意义、药物作用及副作用	解释到位
2. 双人核对	核对患者有效信息、药物信息	反问患者姓名，核对患者有效信息，药物信息	核对无误
3. 评估血管		系止血带，选择适宜血管	评估方法正确
4. 手卫生	快速手消毒	快速手消毒	手卫生到位
5. 第一次消毒	棉签蘸取安尔碘，传递给操作者	消毒穿刺处皮肤，消毒面积8 cm×8 cm	消毒方法正确
6. 排气		液体排气至滤网处	排气方法正确
7. 穿刺准备		系止血带，松紧度以放入2横指为宜，位置在穿刺点上方10 cm	系止血带方法正确
8. 第二次消毒	棉签蘸取安尔碘，传递给操作者	再次消毒穿刺处皮肤，消毒面积8 cm×8 cm，可稍小于第一次	消毒方法正确
9. 核对		口头再次核对患者及药物信息	核对无误
10. 穿刺		第二次排气，绷紧皮肤，以15°～30°角进针，针头斜面朝上，直刺静脉，见回血后降低角度再进针少许，一次性匀速撤出针芯	穿刺方法正确
11. 调节输液速度	在输液卡上记录输液滴数	松止血带，指导患者松拳，打开输液调节器，调节输液速度	输液速度适宜

操作步骤	配合者	操作者	评价
12.固定套管针	准备无菌透明敷料、标记穿刺时间的胶布或输液贴	以穿刺点为中心固定，标记条位置正确	固定方法正确
13.记录	输液卡上签字		记录准确
14.双人核对	核对药物及患者信息	核对药物及患者信息	核对无误
15.健康宣教		健康宣教	健康宣教到位
16.整理用物		整理用物	正确处理涉疫医疗废物
17.手卫生	快速手消毒	快速手消毒	手卫生到位

【注意事项】

1．严格执行查对制度及无菌操作。

2．根据病情需要，有计划地、合理安排输液顺序。如需加入药物，注意配伍禁忌。

3．如需长期静脉给药，应保护血管，从远心端到近心端选用血管。

4．不可自静脉输液的肢体抽取血液化验标本或进行血压测量。

5．输液过程中应加强巡视，及时处理输液故障或输液反应。

6．静脉留置针输液应注意

（1）选择粗直、弹性好、易固定的静脉，避开关节和静脉瓣；

（2）套管针留置期间密切观察穿刺部位，如出现红、肿、热、痛反应时，应及时拔管，并给予相应处理；

（3）如出现导管堵塞，切勿挤压滴管，以免血栓进入。可用注射器抽取盐水回抽血凝块或更换留置针重新穿刺。

【知识链接】

1．静脉输液速度的调节

（1）静脉输液的速度是根据患者的年龄、病情及药物性质进行调节；

（2）对年老、体弱、婴幼儿、心肺及肾功能不良者输入速度宜慢；

（3）脱水严重，心肺功能良好者及休克患者输液速度可快；

（4）高渗盐水、含钾药物、升压药物输入速度宜慢。

2．常见输液反应的处理

（1）发热反应

定义：发热反应多发生于输液后数分钟至 1 小时，表现为畏寒、寒战和发热，轻者体温在 38.0℃左右，停止输液后数小时可自行恢复正常。严重者初起寒战，继之高热，体温可达 40℃，并伴有恶心、呕吐、头痛、脉速等全身症状。

处理：①预防：输液前认真检查药液质量，输液器包装及灭菌日期，有效期等，防止致热物质进入体内；②如出现反应根据病情减慢输液速度或停止输液，立即报告医生；③对症处理：寒战时适当调节室温，注意保暖，高热时物理降温；④遵医嘱给予抗过敏药物或激素治疗；⑤保留剩余溶液及输液器，必要时送检验室做细菌培养找原因。

（2）急性肺水肿

定义：输液过程中患者突然出现呼吸困难、胸闷、气促、咳嗽、咳粉红色泡沫样痰，严重时痰液可从口、鼻涌出，听诊肺部布满湿啰音，心率快且节律不齐。

处理：①预防：密切观察病情，对老年人、儿童、心肺功能不良者控制输液速度及输液量；②发现上述症状立即停止输液，呼吸困难者端坐位，双腿下垂减少回心血量，立即通知医生；③保持呼吸道通畅，清理呼吸道分泌物；④立即加压给氧减少肺泡内毛细血管渗出液的产生，给予50%乙醇湿化吸氧，降低肺泡内泡沫的表面张力；⑤必要时进行四肢轮扎。

（3）静脉炎

定义：输液部位沿静脉走向出现条索状红线，局部组织发红、肿胀、灼热、疼痛等症状。

处理：①预防：严格执行无菌操作，刺激性的药物应充分稀释后使用，防止药物漏出血管外，并建议使用中心静脉导管；②出现症状应停止在此静脉部位继续输液，将患肢抬高限制活动，局部用50%硫酸镁溶液湿热敷或涂喜辽妥，促进炎症消散。

（4）空气栓塞

定义：患者感到胸部异常不适或有胸骨后疼痛，随即出现呼吸困难、严重发绀、有濒死感，听诊心前区可闻及响亮持续的水泡声。

处理：①预防：输液前排净输液管内空气，保证各连接处连接紧密，加压输液时应加强巡视，必要时专人看护，防止液体走空；②出现上述症状立即停止输液，报告医生并配合抢救；③安置患者于左侧卧位和头低足高位，使阻塞气泡向上飘移至右心室尖部，避开肺动脉入口；④给予氧气吸入，纠正缺氧状态；⑤安慰患者，减轻恐惧。

3．外周静脉留置针型号的选择原则

（1）根据患者血管条件、血管直径，一般选适合血管的最细、最短的导管；

（2）对于需要快速补液的患者至少选择≤20G的留置针。

4．外周静脉留置针穿刺部位的选择

（1）通常从上肢远端的血管开始；

（2）通常从非惯用手臂开始；

（3）应该避开肢体关节、触诊疼痛区域；

（4）成年人下肢静脉不应作为选择穿刺血管的常规部位；

（5）选择穿刺部位应避开淋巴水肿侧的上肢或接受乳腺癌腋窝淋巴结清扫术的上肢，或脑血管后遗症者的患肢。

参考文献 ·····································

[1] 张洪君.现代临床基础护理操作培训手册.北京：北京大学医学出版社，2007：172-177.

[2] 尚少梅.护理学基础.北京：北京大学医学出版社，2016：377.

第九节 静脉采血 .... ▪

【操作前评估】

1. 评估患者病情、凝血功能、意识及配合程度。

2. 评估患者进食情况，判断是否符合采血要求。

3. 评估穿刺部位皮肤、血管状况和肢体活动度。

【用物准备】

真空采血管、持针器、一次性采血针、止血带、安尔碘、棉签、免洗手消毒液、锐器盒、收集标本盒、一次性密封袋、医用垃圾桶。

【操作流程】

1. 医务人员进出隔离病房应严格按照标准正确实施手卫生和穿脱个人防护用品。

2. 评估病室环境及温度。

3. 用1种以上方法核对患者信息，并告知患者进行静脉取血操作的目的。

4. 确认医嘱，检查真空采血管的有效期。

5．携用物至患者床旁，核对患者信息及检验项目。

6．向患者解释，以取得合作。

7．评估患者身体状况及穿刺部位皮肤、血管状况。

8．协助患者摆放舒适体位（坐位或卧位）。

9．安尔碘第一次消毒皮肤，连接采血针和持针器。

10．系止血带，第二次安尔碘消毒皮肤。

11．再次核对患者信息及检验项目。

12．安尔碘待干后，右手持已连接好采血针的持针器直接穿刺血管，见回血后，左手固定针头，右手置入真空采血管，当真空采血管中血流停止时，方可再向持针器内更换另一个采血管。

13．采血完毕后，先退出采血管、松开止血带、再退出针头，将采血针头投入锐器盒中，止血带放入医疗垃圾桶，按要求轻摇采血管。

14．嘱患者持续按压穿刺部位 5 分钟以上，直至穿刺处不出血为止。

15．再次核对患者信息及化检验项目。

16．向患者讲解注意事项。

17．血标本及时送检。

18．整理用物，正确处理涉疫医疗废物。

19．快速手消毒。

操作步骤	配合者	操作者	评价
1. 解释		讲解静脉取血操作的目的和意义	解释到位
2. 双人核对	核对患者有效信息	反问患者姓名，核对患者有效信息	核对无误
3. 体位摆放		协助患者摆放舒适体位（坐位或卧位）	体位舒适

续表

操作步骤	配合者	操作者	评价
4. 手卫生		快速手消毒	手卫生到位
5. 评估		评估患者穿刺部位皮肤及血管	
6. 第一次消毒	棉签蘸取安尔碘，传递给操作者	消毒穿刺处皮肤，消毒后棉签直接扔至医用垃圾桶	遵守无菌原则
7. 连接采血针和持针器		连接采血针和持针器	连接方法正确
8. 第二次消毒	棉签蘸取安尔碘，传递给操作者	系止血带，再次消毒穿刺处皮肤，棉签扔至医用垃圾桶	遵守无菌原则
9. 采血	将采血管依次传递给操作者，将采好血的采血管按要求轻摇后，放置于收集标本盒内	右手持持针器直接穿刺血管，见回血后，左手固定针头，右手置入真空采血管，当真空采血管中血流停止时，方可再向持针器内更换另一个采血管	采血方法正确
10. 退针		采血完毕后，先退出采血管、松开止血带、再退出针头，将针头投入锐器盒中，弃掉止血带	退针及用物处理方法正确
11. 按压		嘱患者持续按压穿刺部位5分钟以上，直至穿刺处不出血为止，回收按压棉签投入医用垃圾桶内	按压方法正确
12. 再次双人核对	核对患者有效信息	再次核对患者信息及化验项目	核对无误
13. 健康宣教		进行健康宣教	健康宣教到位
14. 整理用物	血标本用双层密封袋密封后送检	整理用物	血标本送检方法正确 正确处理涉疫医疗废物
15. 手卫生	快速手消毒	快速手消毒	手卫生到位

【注意事项】

1. 在安静状态下采集血标本。

2. 若患者正在进行输液治疗，应从非输液侧肢体采集血。

3. 按化验项目选用合适的真空采血管，同时采集多种血标本时，根据采血管说明要求依次采集血标本。

4. 采集多管血液时，必须固定好针头，以免多次换管造成血管损伤，而导致血肿。

5. 有抗凝剂的化验项目，采血量必须到所指定的刻度，采集后轻摇抗凝管 5 次。

6. 采血时尽可能缩短止血带的结扎时间，系止血带时间不要超过 2 分钟。

7. 告知患者血标本采集的目的及配合方法，如需空腹采集血标本应提前通知患者。

8. 告知患者正确按压穿刺部位的方法及按压时间，以免发生皮下淤血。

9. 标本采集后尽快送检，送检过程中避免过度震荡。

【知识链接】

1. 针刺伤的预防

（1）处理针头时不要太匆忙，手持针头和锐器时，不要让锐利面对着他人，以免刺伤他人；

（2）为不合作患者取血时，应取得同事的协助，固定肢体；

（3）用过的针头放入伸手可及的锐器盒内；

（4）不要将针头放入已经过满的锐器盒内；

（5）针头用后及时处理，不要将其留在治疗台或治疗车上，以免刺伤他人；

（6）不要将针头直接放入医疗垃圾桶内，以免刺伤保洁员；

（7）不徒手处理污染后的针头。

2．针刺伤发生后局部处理原则

（1）用肥皂液和流动水清洗污染的皮肤，用生理盐水冲洗黏膜；

（2）伤口旁轻轻挤压，从近心端向远心端尽可能挤出损伤处的血液，再用肥皂液和流动水清洗、冲洗，禁止进行伤口的局部挤压；

（3）受伤部位的伤口冲洗后，应用消毒液进行消毒；

（4）将暴露过程、针具类型、患者源情况等记录下来，及时上报。

3．真空采血不成功的常见原因

（1）针头没有完全插入静脉或没有碰到静脉；

（2）止血带太紧或扎的时间太长，阻止血液流动；

（3）采血管内负压不足（之前试管被穿刺或打开）；

（4）静脉塌陷。

参考文献

[1]　张洪君.现代临床基础护理操作培训手册.北京：北京大学医学出版社，2007：167-172.

第十节 快速血糖测定 ▪ ▪ ▪   ▪

【操作前评估】

1．在治疗室评估血糖仪的工作状态、检查试纸有效期、试纸代码是否与血糖仪一致。

2．检查物品是否齐全。

3．了解患者进食时间。

4．了解患者自理能力、情绪及心理状况。

【用物准备】

锐器盒、免洗手消毒液、医用垃圾桶、血糖仪、血糖试纸、75% 乙醇、一次性采血针、棉签、血糖记录单。

【操作流程】

1．医务人员进出隔离病房应严格按照标准正确实施手卫生和穿脱个人防护用品。

2．评估病室环境及温度。

3．用 1 种以上方法核对患者信息，并告知患者测血糖的操作目的。

4．将治疗车放置在利于操作的位置。

5．协助患者取舒适体位。评估患者末梢循环及皮肤完整性情况（避免在破损、瘢痕处皮肤进行穿刺）。

6．快速手消毒。

7．75% 乙醇棉签消毒穿刺处皮肤，待干 15 秒。

8．将试纸插入，启动血糖仪（图 2-10-1）。

9．使用一次性采血针穿刺（一手持干棉签绷紧皮肤，一手持采血针向下按压）（图 2-10-2）。

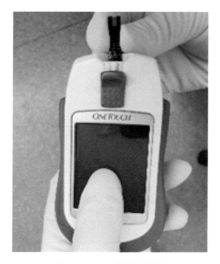

图 2-10-1　插入试纸

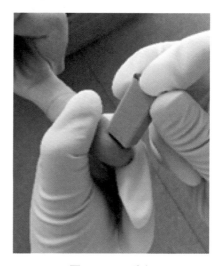

图 2-10-2　采血

10．指导可自理的患者使用干棉签按压穿刺部位，不能自理的患者需护士协助按压穿刺部位，直到不出血为止。

11．读取数值，告知患者结果，根据数值予患者相关宣教（图 2-10-3）。

12．将采血针扔到锐器盒内，手消毒后记录血糖数值。

13．推治疗车回到治疗室后整理用物，正确整理涉疫医疗废物，血糖仪予以 75% 乙醇擦拭清洁。并将血糖仪放到固定位置。

14．快速手消毒。

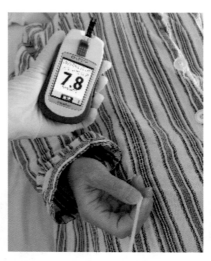

图 2-10-3　读取数值

操作步骤	配合者	操作者	评价
1. 解释		讲解血糖监测的目的和意义	解释到位
2. 双人核对	核对患者有效信息	反问患者姓名，核对患者有效信息	核对无误
3. 体位摆放	治疗车放置在利于操作位置	协助取舒适体位，指导末梢循环差的患者自掌根向指端挤压	体位舒适
4. 手卫生		快速手消毒	手卫生到位
5. 消毒液准备	蘸取 75% 乙醇棉签平行传递给操作者	消毒穿刺处皮肤，待干（穿刺点在指尖两侧为宜）	传递过程中保持无菌
6. 启动血糖仪	将试纸插入血糖仪		血糖仪正常启动，手指不触及试纸取血区域

续表

操作步骤	配合者	操作者	评价
7. 采血	将采血针、棉签、血糖仪先后传递给操作者	一手持干棉签绷紧皮肤，一手持采血针向下按压，挤血，棉签按压止血	采集指血成功
8. 读数并记录	记录测量结果	读取数值	准确记录数值
9. 整理用物	进行健康宣教	整理用物	正确处理涉疫医疗废物
10. 手卫生	快速手消毒	快速手消毒	手卫生到位

【注意事项】

1. 开启一瓶新试纸需标注开瓶日期。

2. 测量时注意轮换穿刺部位。

3. 根据操作环境及患者情况，必要时双人操作。

4. 异常数值及时向医生汇报。

【知识链接】

1. 常见低血糖症状

（1）低血糖轻度症状（图 2-10-4）；

心慌　　　焦虑　　　冷汗　　　发抖　　　饥饿　　情绪不稳　　头痛

图 2-10-4　低血糖轻度症状

（2）低血糖严重症状（图2-10-5）。

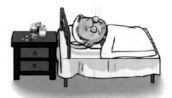

抽搐　　　　　　嗜睡　　　　　　意识丧失、昏迷乃至死亡

图2-10-5　低血糖严重症状

2. 糖尿病患者低血糖分类（图2-10-6）。

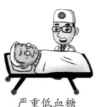

无症状性低血糖　　　症状性低血糖　　　严重低血糖
血糖≤3.9 mmol/L，　血糖≤3.9 mmol/L，　意识障碍
但无低血糖症状　　　且有低血糖症状

图2-10-6　低血糖分类

临床上还可出现：

·可疑症状性低血糖：出现低血糖症状，但没有检测血糖。

·相对性低血糖：有低血糖症状，但血糖＞3.9 mmol/L。

3. 诱发低血糖的因素（图2-10-7）。

胰岛素或口服降　　未按时进食　　运动量增加　　酒精摄入尤其是
糖药物用法不当　　或进食量过少　且未及时加餐　空腹大量饮酒

图 2-10-7　诱发低血糖的因素

其他因素

·某些植物药可能有降糖或影响肝肾功能的成分。

·与某些药物联合用药时产生协同作用，如大剂量阿司匹林、磺胺类、保泰松等。

4. 如何避免低血糖（图 2-10-8）

定时定量进餐

限制饮酒，
尤其不能空腹饮酒

  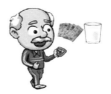

规律运动，量力而行　　运动中注意心率
变化及身体感受　　运动时间超过1小时
要及时加餐

图 2-10-8　避免低血糖发生的措施

5．低血糖处理措施（图 2-10-9）。

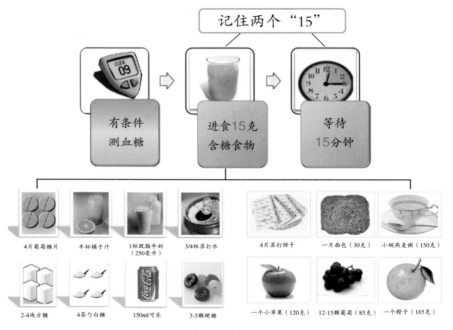

图 2-10-9　低血糖处理措施

参考文献

[1] 中华医学会糖尿病分会．中国血糖监测临床应用指南（2011）．中华糖尿病杂志，2011，3：13-21.

[2] 张洪君．现代临床专科护理操作培训手册．北京：人民军医出版社，2006：4-7.

[3] 中华医学会糖尿病分会．中国 2 型糖尿病防治指南（2013）．北京：北京大学医学出版社，2013.

第十一节　外出转运 ■■■　　■

【操作前评估】

1.评估患者的生命体征、意识状态、病情。

2.评估患者治疗及各种管路情况。

3.评估患者活动耐力、自理能力及合作程度，选择合适的转运工具，选择正确的转运途径。

【用物准备】

1.免洗手消毒液、合适的转运工具（轮椅、床、平车）、保暖物品（外出大衣、棉被等）。

2.根据患者的病情，污染区备好所需的抢救设备及药品，如氧气筒、监护仪、除颤仪、简易呼吸器、便携式呼吸机、抢救药物等。

【操作流程】

1.医务人员进出隔离病房应严格按照标准正确实施手卫生和穿脱个人防护用品。

2．外出转运前污染区责任护士及主管医生共同评估患者病情，确定能否转运。

3．确定转运后用 1 种以上方法核对患者信息，并告知患者转运的目的。

4．污染区责任护士根据患者病情进行用物准备：转运工具、保暖物品、仪器设备、药品、特殊管路及生活用品等，检查仪器设备的功能状态。

5．办公岗护士负责整理患者病历，确认转入科室床单位准备情况。

6．办公岗护士联系医疗辅助人员，通知转入科室患者到达时间。

7．办公岗护士及时处理转科医嘱，做好转出患者登记。

8．按照正确转运途径，医护共同转运患者。

9．转运途中注意观察患者的意识状态、生命体征、管路情况。

10．至转入科室后直接交换床单位，避免移动患者。

11．与转入科室工作人员进行交接：意识状态、生命体征、治疗及用药、仪器设备、特殊管路、皮肤情况等；并交接生活用品。

12．手卫生。

13．推交换后的床单位返回科室。

操作步骤	办公岗护士	责任护士	评价
1．解释		讲解转运的目的和意义	解释到位
2．核对		反问患者姓名，核对患者有效信息	核对无误
3．评估病情		评估患者病情，汇报主管医师，决定能否转运	及时、准确

操作步骤	办公岗护士	责任护士	评价
4. 准备用物并检查		根据患者病情进行用物准备：转运工具、保暖物品、仪器设备、药品、特殊管路及生活用品，检查仪器设备的功能状态	物品准确及时，处于功能状态
5. 联系并确认	整理患者病历，确认转入科室床单位准备情况；联系医疗辅助人员		沟通及时，落实到位
6. 处理医嘱	及时处理转科医嘱，做好转出患者登记		医嘱处理正确
7. 转运		医护共同转运，转运途中注意观察患者意识状态、生命体征、管路情况，至转入科室后直接交换床单位	确保安全
8. 交接		与转入科室工作人员交接患者的意识状态、生命体征、治疗及用药、仪器设备、特殊管路、皮肤情况等；并交接生活用品	交接详细，重点明确
9. 手卫生		快速免洗手消毒液毒	手卫生到位
10. 整理用物		推交换后的床单位返回科室	正确处理涉疫医疗废物

【 注意事项 】

1. 护理评估应全面、准确，以便选择合适转运工具。

2. 平车转运途中确保患者安全，上下坡时保持头高位。

3. 转运时密切观察患者生命体征，尤其注意呼吸频率、节律、深浅度及血氧饱和度，心电监测变化，气管插管与呼吸器的连接是否完好。

4．转运时密切观察患者各种管路，避免脱落、堵塞，注意患者神志变化，做好应急处理。

5．转运时根据季节注意保暖。

【知识链接】

1．急危重症患者院内转运五原则

（1）降阶梯预案：关注患者转运过程中的主要临床问题，依据患者病情可能出现的最高风险进行转运人员和装备的准备，并选用充分有效的应对手段，以保证患者转运安全；

（2）充分评估：包括患者的生命体征、意识状态、呼吸支持、循环支持、主要临床问题及转运时间六方面；

（3）优化分级：依据患者生命体征、呼吸循环支持等内容进行综合分级，并依据分级标准配备相应转运人员及装备；

（4）最佳路径：转运前、中、后合理分工，做好团队人员、接收科室的有效沟通，以确保转运工作正常运行并具备应对突发事件的能力；

（5）动态评估：将动态评估贯穿整个转运过程，对转运结果进行评价以持续改进。

2．轮椅转运注意事项

（1）轮椅停止后，立即刹车，如轮椅无刹车，应由一人站在轮椅后面固定轮椅，以防轮椅移动；

（2）患者坐上轮椅后，双脚立即放到踏板上，以防双脚卷进车轮；

（3）坐轮椅时，身体尽量靠后坐，勿向前倾或歪斜，必要时系上保护带；

（4）坐轮椅时，手臂肘部不要超出扶手板，以防手臂肘部撞倒墙壁。

3．平车转运注意事项

（1）平车转运患者时，必须有床栏保护；

（2）保持均匀、缓慢的车速，上下坡时保持头高位，以免患者产生不适；

（3）平车的头端为大轮端，患者的头部睡在大轮一端，搬运者推车时把住大轮一端，以便观察病情；行车时小轮在前，大轮在后，以减轻转运过程中摇摆颠簸引起的不适；

（4）进出门时，先将门打开，避免碰撞，减少震动；

（5）尽量减少转运途中停留；

（6）若需搬运患者，注意搬运前锁住平车。

参考文献

[1] 高健，刘晓颖，史冬雷．《急诊危重症患者院内转运共识》解读——标准化分级转运方案的实施．中国急救医学，2017.37（6）：485-487.

[2] 急危重症患者院内转运共识专家组，急诊危重患者院内转运共识—标准化分级转运方案．中华卫生应急电子杂志，2017，3（5）．

[3] 张洪君，．现代临床基础护理操作培训手册．北京：北京大学医学出版社，2007：55-65.

第十二节　留置鼻胃管

【操作前评估】

1．评估患者病情、配合程度、生命体征。

2．评估患者有无留置鼻胃管的经历，患者心理状态，取得患者配合。

3．评估患者鼻腔情况，有无鼻部疾病。

【用物准备】

胃管、换药包、50 ml/20 ml 注射器一支、棉签、胶布、液状石蜡、手电筒、皮尺、免洗手消毒液、水杯。

【操作流程】

1．医务人员进出隔离病房应严格按照标准正确实施手卫生和穿脱个人防护用品。

2．评估病室环境及温度。

3．用1种以上方法核对患者信息，并告知患者留置鼻胃管目的。

4．推车携用物至床旁。

5．协助患者摆好体位，有义齿者取下义齿；铺治疗巾，弯盘放于颌下。

6．用皮尺测量插入深度（鼻尖→耳垂、耳垂→剑突）。

7．选择鼻孔，检查并清洁鼻腔。

8．快速手消毒。

9．用液状石蜡纱布润滑胃管前端约 10 cm。

10．右手持止血钳夹住胃管前端，左手持纱布托住胃管，缓慢插入鼻腔（图 2-12-1）。

清醒患者：插至咽部时（约 15cm），嘱患者做吞咽动作。

昏迷患者：左手将其头部托起，使其下颌靠近胸骨柄，缓缓插入预定长度，第一次固定胃管。

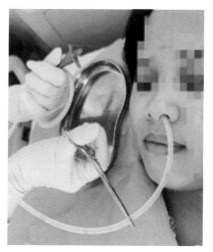

图 2-12-1　放置胃管

11．确认胃管在胃内：①一看：将胃管尾端至于水中，观察有无气泡溢出；②二抽：用注射器抽吸胃液，有胃液抽出（图 2-12-2，图 2-12-3）。

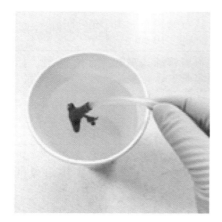

图 2-12-2　看气泡

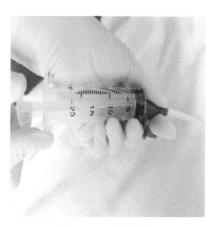

图 2-12-3　抽胃液

12．第二次固定胃管，妥善放置胃管。标注深度。

13．告知患者防拔管事宜。有拔管倾向者，与医生沟通后予保护性约束双手。

14．协助患者取舒适体位。

15．整理用物，正确处理涉疫医疗废物。

16．快速手消毒。

操作步骤	配合者	操作者	评价
1. 解释		讲解留置胃管的目的和意义	解释到位
2. 双人核对	核对患者有效信息	反问患者姓名，核对患者有效信息	核对无误
3. 体位摆放	展开治疗巾，递于操作者	协助患者取舒适体位，有义齿者，取下义齿；铺治疗巾，弯盘放于颌下	体位舒适
4. 测量置入深度	将皮尺递于操作者	用皮尺测量插入深度	准确测量深度
5. 选择鼻孔	蘸取清水棉签传递给操作者	选择鼻孔并清洁	正确选择鼻孔
6. 手卫生		快速手消毒	手卫生到位
7. 润滑前端	将液状石蜡纱布传递给操作者	用液状石蜡纱布润滑胃管前端约 10 cm	充分润滑
8. 放置胃管	准备胶布，待胃管插入至预定长度后传递胶布	缓慢将胃管插入鼻腔至预定长度，第一次固定胃管	动作轻柔，插入至预定位置
9. 确认胃管位置	传递注射器、水杯	一看、二抽	确认方法顺序正确
10. 二次固定	准备固定胶布，传递胶布	第二次固定胃管，妥善放置胃管	妥善固定，胃管不压迫鼻部皮肤、黏膜
11. 标记	书写胃管置入深度和置管时间	将标记粘贴于距胃管尾端 10 cm 处	标记正确

操作步骤	配合者	操作者	评价
12. 健康宣教	进行非计划性拔管健康宣教	协助摆好体位	患者掌握相关预防拔管事宜
13. 整理用物		整理用物	正确处理涉疫医疗废物
14. 手卫生	快速手消毒	快速手消毒	手卫生到位

【注意事项】

1. 置管过程中，观察患者有无呛咳、呕吐，避免发生误吸。

2. 每班观察鼻胃管是否固定牢固，是否引流通畅。

3. 每班观察胃液颜色、性质、量。

【知识链接】

1. 留置鼻胃管适应证

（1）昏迷患者；

（2）口腔疾患或口腔手术后患者，上消化道肿瘤引起吞咽困难患者；

（3）不能张口的患者，如破伤风患者；

（4）其他患者，如早产儿、病情危重者、食管癌、拒绝进食者等。

2. 留置鼻胃管禁忌证

（1）食道梗阻者；

（2）生命垂危，生命体征极不稳定的昏迷患者；

（3）脑卒中急性期、颅脑外伤等颅内压偏高者；

（4）颅底骨折、鼻骨骨折、脑脊液鼻漏的患者禁从鼻腔置入胃管，而应改为口腔；

（5）气管切开术后 1 ~ 3 天者；

（6）食道静脉曲张是相对禁忌证。

3．鼻胃管置入特殊情况的处理

（1）恶心：暂停片刻，深呼吸，稍后再插；

（2）呛咳：连续咳嗽，伴喘憋，呼吸困难——应立即拔管，休息片刻，稍后重插；

（3）插入不畅：检查胃管是否盘在口咽部。

4．鼻胃管管路固定（图 2-12-4）

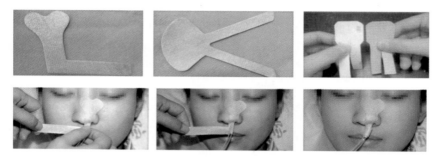

图 2-12-4　用管路固定敷料将胃管固定

参考文献

[1] 李小寒，尚少梅．基础护理学．5 版．北京，人民卫生出版社，2012：287-288.

[2] 张洪君．现代临床专科护理操作培训手册．北京：人民军医出版社，2006：99-105.

第十三节　尸体料理　■■■　　■

【操作前评估】

1．接到医生开出的死亡通知后，进行再次核对。

2．了解患者的诊断、治疗、抢救过程、死亡原因及时间。

3．了解尸体清洁程度、有无伤口、引流管等。

4．电话上报相关部门，联系殡仪馆确认到院时间。

5．检查用物是否齐全以及有效期。

【用物准备】

止血钳、剪刀、绷带、棉球、纱布、布单、免洗手消毒液、喷壶（内有 3000 ～ 5000 mg/L 的含氯消毒剂或 0.5% 过氧乙酸、75% 乙醇）。

【操作流程】

1．医务人员进出隔离病房应严格按照标准正确实施手卫生和穿脱个人防护用品。

2．双人核对患者信息。

3．评估病室环境，将治疗车放置在利于操作的位置。

4．将尸体置于仰卧位，撤去一切治疗用品，如监护仪、输液管、氧气管、导尿管等，有引流管者应拔出后缝合引流管口。

5．用 3000 ～ 5000 mg/L 的含氯消毒剂或 0.5% 过氧乙酸棉球或纱布深部填塞死者口、鼻、耳、肛门等所有开放通道。

6．使用浸泡 3000 ～ 5000 mg/L 的含氯消毒剂或 0.5% 过氧乙酸的双层布单包裹尸体。

7．殡仪馆到院后使用双层尸体袋装入尸体，由专用车辆直接送至指定地点火化。

8．按照传染病终末处理方法处理尸体和进行环境和物品等的终末消毒与处理。

9．整理用物。

10．手卫生。

11．书写记录。

操作步骤	配合者	操作者	评价
1. 双人核对	核对死者有效信息	核对死者有效信息，如床号、腕带等	核对无误
2. 摆体位、撤去一切治疗用品	将床放平，使尸体仰卧	撤去一切治疗用品，如监护仪、输液管、氧气管、导尿管等，有引流管者应拔出后缝合引流管口	正确处理管路
3. 填塞孔道、整理遗容	准备好 3000 ～ 5000 mg/L 的含氯消毒剂或 0.5% 过氧乙酸的棉球或纱布，并配合操作者	用 3000 ～ 5000 mg/L 的含氯消毒剂或 0.5% 过氧乙酸棉球或纱布深部填塞死者口、鼻、耳、肛门等所有开放通道	棉球或纱布无外露、无体液外溢
4. 包裹尸体	准备好浸泡 3000 ～ 5000mg/L 的含氯消毒剂或 0.5% 过氧乙酸的双层布单，并配合操作者	使用浸泡消毒剂的双层布单包裹尸体	包裹严密

续表

操作步骤	配合者	操作者	评价
5.交接尸体		殡仪馆到院后使用双层尸体袋装入尸体，由专用车辆直接送至指定地点火化	做好交接
6.环境与物品消毒	①采用1000mg/L含氯消毒剂喷雾进行消毒，消毒时关闭门窗，并密闭30分钟 ②擦拭消毒后再次喷雾，密闭30分钟后通风	采用1000mg/L含氯消毒剂彻底擦拭消毒物品表面以及输液泵、血压计等医疗器械	正确执行终末消毒
7.整理用物	①书写医疗废弃物标识，贴于医疗废物专用包装袋外侧 ②将涉疫医疗废物装入一次性耐压硬纸箱，并封存，禁止打开，纸箱表面用红色记号笔标注"新冠医废"	所有医用垃圾及患者使用后的床单、被套等织物放入双层黄色垃圾袋密闭包装	正确处理涉疫医疗废物
7.手卫生	快速手消毒	快速手消毒	手卫生到位
8.记录		完成各项记录	记录正确

【注意事项】

1．患者死亡后，要尽量减少尸体移动和搬运。

2．必须先由医生开出死亡通知后尽快进行尸体料理，以防尸体僵硬。

3．接到死亡通知后，应尽快上报相关部门，联系殡仪馆确认到院时间。

4．严格按照传染病终末处理方法进行尸体料理：立即使用3000～5000mg/L的含氯消毒液或0.5%过氧乙酸浸泡的棉球填塞各开放通道，尸体使用浸泡消毒剂的双层布单包裹并装入不透水的双层尸体袋中，做好传染标识。

5．口腔、鼻腔、耳道、肛门等处的棉球要深部填塞，防止因棉球脱落而导致出血或分泌物流出。

【知识链接】

1．尸僵出现的时间

尸僵一般在死后 1 ～ 3 小时开始出现，4 ～ 6 小时扩展到全身，12 ～ 16 小时发展至高峰，24 小时后尸僵开始减弱，肌肉逐渐变软。

2．终末消毒及消毒后要求

终末消毒是指传染源离开有关场所后进行的彻底的消毒处理，应确保终末消毒后的场所及其中的各种物品不再有病原体的存在。终末消毒对象包括病例和无症状感染者排出的污染物（血液、分泌物、呕吐物、排泄物等）及其可能污染的物品和场所。

参考文献

[1] 李小寒，尚少梅．基础护理学．北京：人民卫生出版社，2019：528-529.

[2] 北京市护理质量控制和改进中心——新型冠状病毒感染的肺炎感染防控知识梳理护理人员第 3 版，2020.2.15.

[3] 张洪君．现代临床基础护理操作培训手册．北京：北京大学医学出版社，2007：74-78.

第三部分
重症护理操作技术

第一节　危重患者翻身技术 ■　　■

【操作前评估】

1. 评估危重患者生命体征是否平稳。

2. 评估检查危重患者（有创通气患者）的监测导联线、气管插管及全身管路情况。

3. 监测患者气管插管气囊压力 $25 \sim 30\,cmH_2O$，做好气道管理。

3. 查看危重患者交接班记录中皮肤情况，掌握重点皮肤问题。

【用物准备】

免洗手消毒液、软枕、一次性棉垫、必要时携带湿纸巾、卫生纸、皮肤保护用品。

【操作流程】

1. 医务人员进出隔离病房应严格按照标准正确实施手卫生和穿脱个人防护用品。

2. 评估病室环境及温度。

3. 告知患者进行翻身的目的和意义。

4．将所需用物放置在利于拿取的位置。

5．危重患者翻身需四人共同协作完成。（以患者右侧卧位协助翻向左侧为例）两人一组分别站立于患者两侧，四人分别评估患者生命体征，检查患者气管插管及全身留置管路连接状态（保证患者生命体征平稳、导线及管路连接紧密）。

6．四人协作进行翻身操作，患者左侧护士负责翻身，右侧护士负责清理床单位、检查患者受压部位皮肤。

（1）首先协助患者恢复仰卧位状态；

（2）将患者双手放置于腹部，双腿屈膝。四位护士分别托住患者头颈部和腰、臀部，共同将患者平移至床单位右侧。评估患者左侧受压部位骨突处皮肤状态，必要时给予减压敷料保护或垫软枕支撑，同时检查梳理左侧留置所有管路状态，保持畅通，避免受压打折，必要时加强固定。然后轻翻患者至左侧。翻身过程中位于患者右侧护士负责协助翻身，保持气管插管等重要管路连接紧密，防止管路脱出；

（3）左侧护士协助患者保持左侧卧位并负责检查和固定气管插管。右侧护士检查患者皮肤清洁情况，更换污染的一次性棉垫，同时检查患者右侧枕部、背部、髋部等骨突处皮肤情况，必要时使用皮肤保护用品。整理清洁床单位，保持平整，于患者背部放置软枕，保持左侧卧位。检查双足外踝，足跟部皮肤状态，必要时给予软枕垫起，协助肢体摆放功能位。

7．四人分别检查并固定呼吸机管路、保持气管插管中立位，避免管路牵拉。将尿管经过患者左侧大腿上，将引流袋固定在床单位左侧。抬高床头30°。

8．整理用物，按涉疫医疗废物正确处理用物。

9．手卫生。

10．做好护理记录和交接班。

操作步骤	右侧（2人）	左侧（2人）	评价
1. 解释		讲解翻身的目的和意义	解释到位
2. 手卫生	快速手消毒	快速手消毒	手卫生到位
3. 摆放用物		放置于利于拿取位置	放置合理，利于拿取
4. 评估和检查	共同评估生命体征，检查患者气管插管及全身留置管路连接状态	共同评估生命体征，检查患者气管插管及全身留置管路连接状态	评估全面，患者生命体征平稳
5. 翻身流程	（1）协助患者恢复仰卧位状态 （2）分别托住患者头颈部和腰、臀部，共同将患者平移至床单位右侧 （3）负责协助翻身，保持气管插管等重要管路连接紧密，防止管路脱出 （4）检查患者皮肤清洁情况，更换污染的一次性棉垫，同时检查患者右侧枕部、背部、髋部等骨突处皮肤情况，必要时使用皮肤保护用品。整理清洁床单位，保持平整，于患者背部放置软枕，保持左侧卧位。检查双足外踝，足跟部皮肤状态，必要时给予软枕垫起，协助肢体摆放功能位	（1）分别托住患者头颈部和腰、臀部，共同将患者平移至床单位右侧 （2）评估患者左侧受压部位骨突处皮肤状态，必要时给予减压敷料保护或垫软枕支撑，同时检查梳理左侧留置所有管路状态，保持畅通，避免受压打折，必要时加强固定。然后轻翻患者至左侧 （3）协助患者保持左侧卧位并负责检查和固定气管插管	动作一致，管路安全，患者皮肤完整、床单位清洁
6. 评估和检查	检查并固定呼吸机管路，保持气管插管中立位，避免管路牵拉	将尿管经过患者左侧大腿上，将引流袋固定在床单位左侧 抬高床头30°	患者体位正确生命体征稳定各种管路安全
7. 整理用物		整理用物	正确处理涉疫医疗废物
8. 手卫生	快速手消毒	快速手消毒	手卫生到位
9. 记录		完成护理记录的书写，做好交接班	记录真实、准确、全面

【注意事项】

1．注意评估危重症患者生命体征，稳定状态下给予翻身。

2．翻身时注意各管路安全，防止意外脱出；防止气管插管与管路断开，导致气溶胶的喷溅。

3．翻身时全面检查患者受压部位皮肤情况，积极采取措施，预防压力性损伤。

4．翻身时动作要轻柔，避免动作幅度过大，做好隔离防护，安全实施护理操作。

5．尽量避免近距离正对患者，注意动作节力原则、协调、轻稳，不可拖拉，以免擦伤皮肤，同时注意患者保暖，保护隐私。

6 至少 2 小时翻身一次，若患者皮肤有压红，根据皮肤受压情况，确定翻身间隔时间，做好交接班，并记录。若患者身上置有多种导管，翻身或移动时应观察导管是否安置妥当，操作后检查各导管是否扭曲、受压、注意保持管道通畅，防止导管脱落。

7．操作过程中随时观察患者病情变化，如有异常停止操作，及时处理。

8．避免在同室其他患者进餐时，进行翻身操作。

【知识链接】

1．翻身的目的和意义

（1）保证患者舒适；

（2）预防压力性损伤的发生；

（3）适应治疗和护理的需要。

2．压力性损伤分期

压力性损伤分期

分期	定义
深部组织损伤	由于压力或压力联合剪切力造成皮下软组织损伤引起的局部皮肤颜色的改变（如变紫、变红），但皮肤完整
1 期	皮肤完整、发红，与周围皮肤界限清楚，压之不退色，常局限于骨凸出
2 期	部分表皮缺损，皮肤表浅溃疡，基底红，无结痂，也可表现为完整或破溃的水疱
3 期	全层皮肤缺失，但肌肉、肌腱和骨骼尚未暴露，可潜行和窦道
4 期	全层皮肤缺失伴有肌肉、肌腱和骨骼的暴露，常有潜行和窦道
不可分期	全层皮肤缺失由于被腐肉或焦痂覆盖，无法确定组织损伤程度

3. 失禁相关皮炎（IAD）的临床表现和分级

临床表现可以从完整皮肤（不同程度的皮肤红斑），进展到浸渍和水肿，进而发展到皮肤结构的缺失和侵蚀，直至出现皮下伤口。根据临床表现分为轻、中、重三级，轻度表现为皮肤完整，有轻度红斑，患者有轻度不适；中度表现为皮肤轻度红斑，伴有小范围部分皮层受损，可能有小水疱，患者诉疼痛和不适；重度表现为皮肤严重红斑，伴有皮疹，更大范围皮肤受损，大水疱及渗出，同时患者疼痛明显。

等级	描述
0 级—没有红斑，皮肤完整（有 IAD 风险）	和身体其他部位比较，皮肤正常（没有 IAD 征象）
1 级—有皮肤红斑，但皮肤完整（轻度）	伴或不伴有水肿
2 级—有皮肤红斑，同时伴有皮肤破损（中—重度）	在 1 级基础上，伴或不伴有囊泡/大疱/皮肤侵蚀/裸露皮肤/皮肤感染

参考文献

[1]　王泠，郑小伟，马蕊，等.国内外失禁相关性皮炎护理实践专家共识解读.中国护理管理.2018，18（01）：3-6.

第二节 氧疗 ■■■ ■

鼻导管吸氧

【操作前评估】

1．在治疗室检查氧气装置包装完整性及有效期，检查氧气流量表检验日期。

2．检查治疗车物品是否齐全。

3．评估患者病情

（1）评估缺氧情况：口唇、甲床有无发绀表现及程度；

（2）评估呼吸情况：呼吸频率、节律、深浅度、血氧饱和度情况（图3-2-1）；

（3）评估鼻腔情况：有无息肉、鼻中隔偏曲、鼻部手术史、分泌物阻塞。

4．评估血气分析回报结果。

5．评估患者自理能力、情绪及心理状况。

【用物准备】

氧气装置一套（流量表、湿化装置）、一次性吸氧管、棉签、用氧记录单、手电筒、清水。

【操作流程】

1．医务人员进出隔离病房应严格按照标准正确实施手卫生和穿脱个人防护用品。

2．评估病室环境及温度。

3．用1种以上方法核对患者信息，并告知患者吸氧的目的。

4．协助患者摆好舒适体位。

5．将氧气流量表接入氧气源接口，打开湿化瓶并记录起止时间（1周），连接湿化瓶与氧流量表，先旋开氧气流量表冲接口后再连接吸氧管。

6．轻轻旋开流量调节旋钮，遵医嘱调节氧流量（以球形浮标中径为准），读出示值 L/min。

7．以湿棉签清洁鼻孔，再次核对患者，将双腔鼻导管插入鼻孔并固定挂于双耳廓，调节松紧适宜，固定鼻导管。

8．协助患者戴一次性外科口罩并处于舒适体位，保暖，放好呼叫器，做好健康宣教，整理用物，手卫生，记录，动态评估氧疗效果。

9．遵医嘱停止吸氧，先评估患者用氧改善情况及主诉：如发绀有无转为红润等。

10．先关流量表，再取下鼻导管，将氧气管盘于手套中。

11．协助患者戴好一次性外科口罩，记录停氧时间。

12．整理用物，正确处理涉疫医疗废物。

13．手卫生。

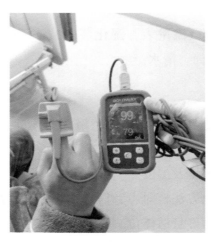

图 3-2-1   评估血氧饱和度

操作步骤	配合者	操作者	评价
1. 解释		讲解吸氧操作的目的和意义	解释到位
2. 双人核对	核对患者有效信息	反问患者姓名，核对患者有效信息	核对无误
3. 手卫生	快速手消毒	快速手消毒	手卫生到位
4. 体位摆放		协助取舒适体位	体位舒适
5. 护理评估		评估患者缺氧情况、呼吸情况、鼻腔情况	评估到位
6. 安装吸氧装置	打开吸氧装置并标记时间	安装流量表到氧气源接口，连接湿化瓶与氧流量表，先旋开氧气流量表冲接口后再连接吸氧管	安装正确
7. 调节氧气流量		遵医嘱调节氧流量，读出示值 L/min	调节准确，视线平视浮标中径
8. 佩戴氧气管	传递湿棉签	湿棉签清洁鼻孔，将双腔鼻导管插入鼻孔并固定挂于双耳廓，固定鼻导管	清洁到位并节力，调节氧气管松紧适宜

操作步骤	配合者	操作者	评价
9.记录及评估	记录用氧开始时间	协助患者戴口罩,并取舒适体位,保暖,放好呼叫器,动态评估氧疗效果	记录准确,有连续评估
10.停止吸氧评估		评估患者用氧改善情况及主诉	评估全面准确
11.摘除氧气管		先关流量表,再取下鼻导管,将氧气管盘于手套中	顺序正确,未污染环境
12.健康宣教记录	进行健康宣教	记录停氧时间	宣教到位,记录准确
13.整理用物		整理用物	正确处理涉疫医疗废物
14.手卫生	快速手消毒	快速手消毒	手卫生到位

【注意事项】

1.注意动态观察、评估患者氧疗效果。

2.鼻导管吸氧适用于需 1 ~ 5 L/min 流量的患者。氧浓度:25% ~ 45%;不能提供高浓度氧。

3.鼻导管吸入浓度不稳定,易受潮气量、呼吸频率等多种因素影响。

4.检查鼻孔或耳郭有无压迫,避免鼻导管固定过紧,引起医疗器械相关压力性损伤。

5.注意防止气道黏膜干燥,及时给予湿化。

6.使用氧气应先调节流量后应用,停用时为避免气溶胶播散应先关闭氧气流量,再拔除鼻导管。

7.鼻导管吸氧时,给予患者戴一次性外科口罩,防止气溶胶播散。

8.根据操作环境及患者情况,必要时双人操作。

【知识链接】

1. 氧疗的适应证

（1）危重症患者：如心脏骤停、心肺复苏、休克患者；

（2）低氧血症需要中、高水平氧疗的患者；

（3）低氧血症并伴有二氧化碳潴留风险的患者。

2. 氧浓度计算公式是一个经验公式：

$$FiO_2 (\%) = [\ 21+4 \times 氧流量（L/min）\ ]$$

注意：当患者呼吸频率、潮气量发生改变，或者给氧装置不同（如面罩给氧具有部分存储氧气作用，再次吸入的氧量就会有所变化）、或使用不同性能空氧混合装置的呼吸机时，据该公式计算出的 FiO_2 就很不准确了。

3. 常用的血氧指标及意义

（1）血氧饱和度：指氧合血红蛋白占总血红蛋白的百分数；

$$血氧饱和度 = \frac{氧合血红蛋白}{总血红蛋白} \times 100\%$$

动脉血氧饱和度的正常值为95%

静脉血氧饱和度的正常值约为75%

（2）血氧分压（PO_2）：PO_2 是指血液中物理溶解的氧分子所产生的分压力；

动脉血氧分压（PO_2）正常值是 10.6～13.3 kPa（80～100 mmHg），$PO_2 < 60$ mmHg 为呼吸衰竭的诊断标准。

（3）氧合指数 = PO_2（mmHg）/FiO_2，正常人：400～500 mmHg。

$PO_2/FiO_2 \leqslant 300$ mmHg 为轻度 ARDS（急性呼吸窘迫综合征）；

$PO_2/FiO_2 \leqslant 200$ mmHg 为中度 ARDS；

$PO_2/FiO_2 \leqslant 100$ mmHg 为重度 ARDS。

储氧面罩吸氧技术

【操作前评估】

1．检查非重复储氧面罩包装完整性及有效期，检查氧气流量表检验日期。

2．检查治疗车物品是否齐全。

3．评估患者病情

（1）评估缺氧情况：口唇、甲床有无发绀表现及程度；

（2）评估呼吸情况：呼吸频率、节律、深浅度、血氧饱和度等情况（图3-2-3）；

（3）评估鼻腔情况：有无息肉、鼻中隔偏曲、鼻部手术史、分泌物阻塞。

4．评估血气分析回报结果。

5．评估患者自理能力、情绪及心理状况。

【用物准备】

氧气装置一套（流量表、湿化装置）、储氧面罩、棉签、用氧记录单、手电筒、清水。

【操作流程】

1．医务人员进出隔离病房应严格按照标准正确实施手卫生和穿脱个人防护用品。

2．评估病室环境及温度。

3．用1种以上方法核对患者信息，并告知患者进行吸氧操作的目的。

4．协助患者摆好舒适体位。

5．将氧气流量表接入氧气源接口，打开湿化瓶记录起止时间（1周），连接湿化瓶与氧流量表，先旋开氧气流量表冲接口后，连

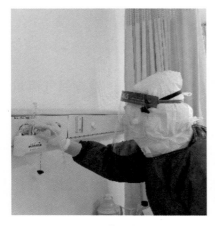

图 3-2-2　调节氧气流量图

接一次性吸氧装置，接储氧面罩（无单向阀呼吸面罩、有单向阀呼吸面罩），检查面罩各部分功能是否良好。

6．轻轻旋开流量调节旋钮，遵医嘱调节氧流量，一般 3 ~ 4 L/min，严重缺氧者 7 ~ 8 L/min（图 3-2-2）。

7．再次核对患者，将储氧面罩与患者面部紧密贴合并妥善固定（图 3-2-3）。

8．协助患者取舒适卧位，向患者告知注意事项，将呼叫器置患者伸手可及处。记录给氧时间、氧流量，观察患者缺氧改善情况（图 3-2-4）。

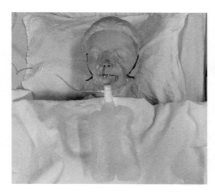

图 3-2-3　患者佩戴储氧面罩

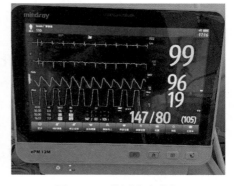

图 3-2-4　监测生命体征

9．停止吸氧时先评估患者用氧改善情况及主诉。

10．先关闭流量表，再取下吸氧面罩。

11．协助患者戴好一次性外科口罩，记录停氧时间。

12．整理用物，正确处理涉疫医疗废物。

13．手卫生。

操作步骤	配合者	操作者	评价
1.解释		讲解吸氧操作的目的和意义	解释到位
2.双人核对	核对患者有效信息	反问患者姓名，核对患者有效信息	核对无误
3.护理评估		评估患者缺氧情况、呼吸情况、鼻腔情况	评估到位
4.体位摆放		协助患者取舒适体位	体位舒适
5.安装吸氧装置	打开吸氧装置和氧气面罩，并标记时间	安装流量表到氧气源接口，连接湿化瓶与氧流量表，先旋开氧气流量表冲接口后再连接氧气面罩	安装正确
6.调节氧气流量		遵医嘱调节氧流量，读出示值 L/min	调节准确，视线平视浮标中径
7.佩戴氧气面罩		再次核对患者，将氧气面罩与患者面部紧密贴合并妥善固定	氧气面罩佩戴位置正确，松紧适宜
8.记录及评估	记录用氧开始时间	协助患者戴口罩，并处于舒适体位，保暖，放好呼叫器，动态评估氧疗效果	记录准确，有连续评估
9.停止吸氧评估		评估患者用氧改善情况及主诉	评估全面准确
10.摘除氧气面罩		先关流量表，再取下氧气面罩	顺序正确，未导致气溶胶播散而污染环境
11.健康宣教记录	记录停氧时间	进行健康宣教	宣教到位，记录准确
12.整理用物		整理用物	正确处理涉疫医疗废物
13.手卫生	快速手消毒	快速手消毒	手卫生到位

【注意事项】

1.治疗过程中，监测患者缺氧情况有无改善；氧流量不应低于 6 L/min。

2．注意储氧面罩储氧袋呈充满状态，防止打折。

3．面罩与面部贴合良好，单项活瓣工作正常。

4．根据操作环境及患者情况，必要时双人操作。

【知识链接 】

1．应用储存式给氧装置的意义和目的

临床上常用的储存式给氧装置主要包括部分重复储氧面罩、非重复储氧面罩。储氧式给氧系统是以容量较大的人工储氧空间扩大了固有的上呼吸道储氧空间，同时减少外界空气对氧气的稀释，使其能提供的氧浓度从35% ～ 55%可增大至60%左右，进一步提高患者血氧饱和度，从而纠正缺氧。

2．部分重复储氧面罩和无重复储氧面罩的区别及适应证（图3-2-5）。

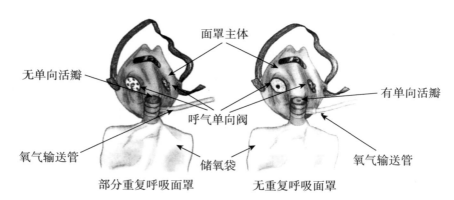

图 3-2-5　面罩结构

（1）无重复储氧面罩：急性短期需要中度至高度吸氧浓度的氧疗，可适用于一型呼吸衰竭，有二氧化碳重复吸收的风险；

（2）部分重复储氧面罩：可能会导致CO_2重复吸入，加重CO_2潴留。

3．部分重复储氧面罩和无重复储氧面罩不同氧流量对应的吸入氧浓度见下表：

吸氧装置	储氧部分容量（ml）	氧流量（lpm）（L/min）	FiO$_2$（%）
储氧面罩	750 ～ 1250		
部分重复吸入		5 ～ 7	0.35 ～ 0.75
		6	0.40 ～ 0.50
		10 ～ 15	～ 0.60

吸氧装置	储氧部分容量（ml）	氧流量（lpm）（L/min）	FiO$_2$（%）
储氧面罩	750 ～ 1250		
非重复吸入		6	0.60
		7	0.70
		8	0.80
		9	0.80+
		10	0.80+

参考文献

[1] 张素．吴欣娟．成人吸入疗法护理实践指南．中华护理杂志，2019，11（54）8-20．

[2] 张素．呼吸科护士操作规范指南．北京：中国医药科技出版社．2017．

[3] 吴乳琴．氧疗质量持续改进方案对氧疗正确实施及氧疗效果影响 [J]．护理实践与研究，2019，16（22）：61-63．

[4] 何小军．急诊氧气治疗专家共识[J]．中华急诊医学杂志．2018，27（4）：35-36．

第三节　经鼻高流量氧疗 ▪ ▪ ▪ ▪　▪

【操作前评估】

　　1. 评估患者意识、面容与表情、缺氧程度（口唇、甲床、皮肤颜色、血氧饱和度）、体位及合作程度。

　　2. 患者生命体征：呼吸频率、节律及深浅度、心率、血压。

　　3. 动脉血气。

　　4. 动态评估氧疗效果。

【用物准备】

　　经鼻高流量仪主机、台车、一次性加热管路一套、高流量鼻塞（有弹性可调节的头带）、氧气源连接管、湿化装置、灭菌注射用水（图 3-3-1、图 3-3-2）。

【操作流程】

　　1. 医务人员进出隔离病房应严格按照标准正确实施手卫生和穿脱个人防护用品。

　　2. 评估病室环境及温度。

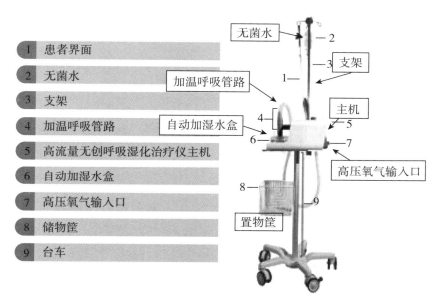

1	患者界面
2	无菌水
3	支架
4	加温呼吸管路
5	高流量无创呼吸湿化治疗仪主机
6	自动加湿水盒
7	高压氧气输入口
8	储物筐
9	台车

无菌水
支架
加温呼吸管路
主机
自动加湿水盒
高压氧气输入口
置物筐

图 3-3-1　经鼻高流量仪

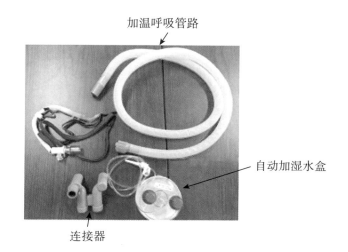

加温呼吸管路

自动加湿水盒

连接器

图 3-3-2　管路、湿化器

3．用1种以上方法核对患者信息，并告知患者进行经鼻高流量氧疗的目的。

4．安装加热氧管路及湿化罐，将灭菌用水与湿化罐连接。

5．根据患者实际情况，选择合适的鼻塞，大小以不超过鼻孔孔径的1/2为宜，勿密封。

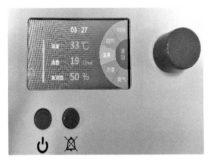

6．接通电源及氧源。

7．开机预热，进行参数设置，流量设置；氧浓度设置，温度设置可根据临床需求调节（图3-3-3）。

8．进入连接患者界面，患者取半卧位，连接患者：连接鼻塞，将头带戴于枕后，调整松紧防止

图3-3-3　参数设置

脱落，并将被单夹子夹在一侧衣服或被子合适的位置，用来固定加热氧气管路。全部佩戴好后再次检查各处是否佩戴牢固、舒适（图3-3-4）。

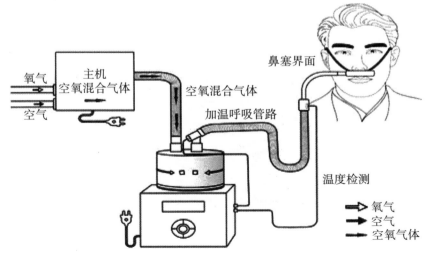

图3-3-4　经鼻高流量装置连接患者

9．机器位置应低于或平行于患者。注意观察患者呼吸，血氧饱和度等生命体征。

10．给予患者戴一次性医用外科口罩，防止气溶胶（图 3-3-5）播散。

11．治疗结束，先关氧气流量计再关机，取下患者鼻塞。

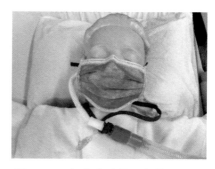

图 3-3-5　经鼻高流量患者戴口罩图

操作步骤	配合者	操作者	评价
1. 手卫生	快速手消毒	快速手消毒	手卫生到位
2. 机器准备	准备湿化液，并连接湿化罐，添加湿化液到水位标刻线	安装加热氧气管路，呼吸过滤器及湿化罐	机器连接紧密湿化罐水位在标刻线
	接通电源及氧源	开机预热，进行参数设置、温度设置、流量设置、氧浓度设置	流量、氧浓度、温度、参数准确
3. 双人核对	核对患者有效信息（至少1种方法）	反问患者姓名，核对患者有效信息（至少1种方法）	核对无误
4. 解释	协助沟通	讲解经鼻高流量湿化氧疗的目的和意义	解释到位
5. 体位摆放	再次检查仪器工作状态	协助患者半卧位	体位舒适
6. 为患者佩戴鼻塞	检查机器位置（应低于或平行于患者）及固定带松紧度	仪器显示连接患者界面；连接鼻塞，调节固定带松紧适宜，给予患者佩戴一次性外科口罩，开始治疗	固定带松紧适宜，机器位置正确
7. 病情观察	监测治疗仪各项参数	监测患者生命体征、血氧饱和度、人机配合情况	病情观察全面、准确、及时

续表

操作步骤	配合者	操作者	评价
8. 宣教、记录	指导患者闭嘴缓慢呼吸，配合治疗仪	记录生命体征，仪器参数，血氧饱和度变化，呼吸困难情况	记录准确、宣教到位
9. 停止经鼻高流量治疗	遵医嘱准备其他吸氧工具备用	关闭氧源、关闭治疗仪，取下患者鼻塞。给予其他方式氧疗，并记录	操作正确，及时记录
10. 整理用物	仪器外表用75%乙醇擦拭消毒，更换过滤网	一次性管路、呼吸过滤器按照涉疫一次性医疗废物进行销毁处理	正确处理涉疫医疗废物

【注意事项】

1. 使用时注意鼻塞头带固定于枕后，松紧适宜，注意患者有无鼻黏膜不适主诉，防止黏膜损伤。

2. 根据患者实际情况，选择合适的鼻塞，大小以不超过鼻孔孔径的 1/2 为宜，勿密封。

3. 密切监测患者生命体征。调整 FiO_2 到能维持 $SpO_2 > 90\%$，应用 1 小时内复查动脉血气。

4. 经鼻高流量治疗仪每日用 75% 乙醇擦拭消毒 1 次。

5. 为防止气溶胶播散可给患者戴口罩，注意监测患者有无憋气等不适。

6. 使用结束后，为避免气溶胶播散先关氧气流量计再关机。

7. 不建议常规定期更换呼吸机管路，仅当存在污染和机械故障时更换，使用后更换过滤棉。

【知识链接】

1. 经鼻高流量氧疗概念

经鼻高流量氧疗是指一种通过高流量鼻塞持续为患者提供可以

调控并相对恒定吸氧浓度（21% ~ 100%）、温度（31 ~ 37℃）和湿度的高流量（8 ~ 80 L/min）吸入气体的治疗方式。使用经鼻高流量氧疗可以达到满足患者的吸气需求，达到 FiO_2 稳定，湿化效果稳定，提高患者舒适度的目的。

2．经鼻高流量氧疗的氧浓度调控方法

共有两种方法：一种是通过浮标式氧气流量计调节氧气流量实现对氧浓度的控制，该方法无法预设氧浓度，只能通过调节氧气流量产生实际的 FiO_2。另一种是微型比例阀和超声氧浓度传感器实现对氧浓度的控制，可以预设 FiO_2。

3．经鼻高流量氧疗并不能一直提供稳定不变的吸氧浓度，受患者的吸气流速、潮气量及经鼻高流量氧疗提供的流速大小的影响。经鼻高流量氧疗只有当提供的流量足够大的时候，并且患者的吸气流速与经鼻高流量氧疗送氧的流速差距较小时，吸氧浓度才基本能保持相对稳定。

4．经鼻高流量氧疗的适应证

（1）辅助气管镜检查或其他侵入性操作；

（2）低氧性呼吸衰竭；

（3）轻、中度低氧血症（100 mmHg ≤ PaO_2/FiO_2 < 300 mmHg，1 mmHg = 0.133 kPa）、没有紧急气管插管指征、生命体征相对稳定的患者。例如肺炎、肺纤维化、心源性肺水肿、COPD；

（4）外科术后：心、胸血管外科术后；

（5）拔管后呼吸支持；

（6）拒绝插管导致的缺氧性呼吸衰竭。

5．经鼻高流量氧疗的禁忌证

（1）心跳呼吸骤停，需紧急气管插管行有创机械通气；

（2）自主呼吸微弱，上气道保护能力差；

（3）重度的低氧性呼吸衰竭（PaO_2/FiO_2 < 100 mmHg）严重的

通气功能障碍（$PaCO_2 > 45$ mm Hg 并且 pH < 7.25）；

（4）上气道梗阻；鼻面部创伤无法使用鼻塞；

（5）拒绝使用经鼻高流量氧疗。

6．初始参数设定：

疾病分类	流量 （L/min）	温度（31℃、34℃、37℃）	氧浓度 （21% ~ 100%）
轻到中度低氧血症的呼吸衰竭	35 ~ 40 （初始设置：40）	经鼻：34℃ 经气道：37℃ 温度根据患者的舒适度及气道分泌物性质调整	根据监测评估调整
心脏手术后	35 ~ 50 （初始设置：35）		
拒绝插管的缺氧性呼吸衰竭	30 ~ 60 （初始设置：40）		
急性呼吸衰端	40 ~ 60 （初始设置：55）		

参考文献

[1] 倪忠，秦浩，李洁，等．新冠肺炎患者经鼻高流量氧疗使用管理专家共识 [J/OL]．中国呼吸与危重监护杂志，2020，（02）1-7．

[2] 葛慧青，代冰，徐培峰，等．新冠肺炎患者呼吸机使用感控管理专家共识 [J/OL]．中国呼吸与危重监护杂志，2020，19（2）：1-7．

[3] 解立新，詹庆元．成人经鼻高流量湿化氧疗临床规范应用专家共识．中华结核和呼吸杂志，2019，42（2）：83-91．

[4] 葛慧青，代冰．高流量氧疗使用手册．沈阳：辽宁科学技术出版社，2018：80-84．

第四节　便携式血氧饱和度监测仪的使用 ■ ■ ■　　■

【操作前评估】

1．评估便携式血氧饱和度监测仪的工作状态、检查电量。

2．评估患者末梢循环及皮肤情况，如有无破损、瘢痕、淤血等，必要时协助患者洗手。

3．评估患者病情及配合程度。

【用物准备】

便携式血氧饱和度监测仪、免洗手消毒液。

【操作流程】

1．医务人员进出隔离病房应严格按照标准正确实施手卫生和穿脱个人防护用品。

2．评估病室环境及温度。

3．用1种以上方法核对患者信息，并告知患者血氧饱和度监测的操作的目的。

4．协助患者摆放舒适体位。

5．手卫生。

6．启动开关。

7．根据末梢循环情况将血氧饱和度指夹置于适宜的手指。

8．读取并记录血氧饱和度数值，告知患者结果，根据数值予患者相关宣教。

9．整理用物，正确处理涉疫医疗废物。

10．手卫生。

【操作步骤】

操作步骤	配合者	操作者	评价
1．解释	评估病室环境及温度	讲解血氧监测的目的和意义	解释到位
2．双人核对	核对患者有效信息	核对患者有效信息	核对无误
3．体位摆放		协助患者取舒适体位	体位舒适
4．手卫生	快速手消毒	快速手消毒	手卫生到位
5．启动开关并监测		取血氧饱和度监测指夹，夹在患者指尖部	指夹位置正确
6．读数并记录	记录测量结果	读取数值	读数正确
7．整理用物	告知结果，健康宣教	整理用物	正确处理涉疫医疗废物
8．手卫生	快速手消毒	快速手消毒	手卫生到位

【注意事项】

1．根据末梢循环情况选择适宜监测手指。

2．建议每 3～4 小时更换手指，以免局部皮肤受压水肿对 SpO_2 的监测结果产生影响，并且防止手指皮肤压力性损伤。

【知识链接】

1．数据产生原理

传感器主要由 2 个发光二极管及 1 个光敏二极管组成，2 个发光二极管分别发射波长 660 nm 的红光和 940 nm 的红外光，可透过被测对象（如手指）的皮肤等，根据 HbO_2 和脱氧血红蛋白在近红外光区具有独特的吸收光谱，由于人体的皮肤、骨骼、肌肉、静脉、脂肪等对光的吸收是恒定的，因此光波只会随着脉搏的搏动而发生变化。当动脉血通过被测对象时，红光吸收率降低，而红外光的吸收率则升高。此时，光敏二极管收集这些光波变化，转化为电信号，得出被测对象的血氧饱和度。

2．影响便携式血氧饱和度监测准确度的因素。

（1）外周灌注：患者外周灌注不良时会导致 SpO_2 测量准确性下降，患者在休克状态下，单以 SpO_2 会高估患者的氧合状况；

（2）贫血：中、重度贫血患者较轻度及正常者 SpO_2 高；

（3）运动：剧烈运动导致光路改变，增大测量误差；

（4）指甲油：黑色和蓝色指甲油对 SpO_2 监测有明显影响；

（5）特殊用药：血管活性药物，可以引起脉搏容积波改变，引起 SpO_2 假性降低；

（6）机体及环境的温度：术后和亚低温治疗时，末梢循环灌注减少，至 SpO_2 测出值不准确；

（7）基础疾病：心衰、心律失常、严重低血压、低血容量性休克、CO 中毒、糖尿病、严重高血压、动脉硬化等均影响数值准确性；

（8）监测环境中的光线：完全黑暗和胆红素光之间，SpO_2 的差异较大；

（9）其他影响因素：血氧饱和度探头不洁净、探头移位、接触不良、肢体受压、皮肤颜色过深等均会引起测量准确性。

参考文献

[1] 童禹浩, 叶艳, 曾敏, 等 .ICU 危重患者无创脉搏血氧饱和度监测临床应用现状 . 现代临床医学, 2019, 45 (5): 382-395.

[2] 张洪君 . 现代临床专科护理操作培训手册 . 北京: 人民军医出版社, 2006: 4-7.

第五节　中心静脉置管穿刺配合 ■■■　　■

【操作前评估】

1．向患者讲解置管的目的、方法及注意事项，取得配合。

2．评估患者血常规、凝血功能等化验结果。

3．评估穿刺部位皮肤完好、无破损。

【用物准备】

静切包、无菌手术衣包、0.9% 氯化钠注射液 500 ml（玻璃瓶）、络合碘 1 瓶、2% 利多卡因 1 支、0.9% 氯化钠注射液 10 ml、肝素钠注射液 1 支（12500 U/ 支）、注射器（5 ml、10 ml）、无菌手套、无菌纱布、消毒盘、治疗巾、缝线、透明敷料、中心静脉导管（两腔或三腔）、医疗垃圾桶。

【操作流程】

1．医务人员进出隔离病房应严格按照标准正确实施手卫生和穿脱个人防护用品。

2．评估病室环境及温度。

3．用1种以上方法核对患者信息，并告知患者中心静脉导管置管的目的、方法及注意事项。

4．医生给患者摆放穿刺体位。锁骨下静脉穿刺患者取去枕头低位，头偏向穿刺对侧，肩背部垫一小枕。颈内静脉穿刺患者取平卧位，颈部保持中立位后，头部左转45°，使颈部放松。

5．医生进行手卫生。

6．护士依次打开无菌手术衣包→无菌手套（医生佩戴无菌手套）→静切包→中心静脉导管包→缝线；倾倒碘伏消毒剂→倾倒肝素盐水及5 ml注射器入无菌治疗盘中，配合医生进行穿刺前准备。

7．打开利多卡因注射液，并协助医生抽取药液。

8．穿刺成功后，医生使用肝素盐水（10 U/ml）脉冲式冲管，将管腔内的血液冲洗干净→测量外露导管长度（图3-5-1）→护士打开透明敷料→医生固定导管外露部分。

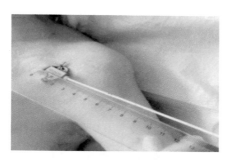

图 3-5-1　测量导管外露

9．脱无菌手套，手卫生。

10．标记日期和时间。

11．协助患者取舒适体位，进行健康宣教，整理用物及床单位。

12．手卫生。

操作步骤	配合者（护士）	操作者（医生）	评价
1. 解释		讲解中心静脉置管的目的和意义	解释到位
2. 双人核对	核对患者有效信息	反问患者姓名，核对患者有效信息	核对无误
3. 摆放体位		摆放穿刺体位，使患者去枕平卧，垫高肩部以便于锁肋间隙张开	体位正确
4. 手卫生		快速手消毒	手卫生到位
5. 穿刺前配合	依次打开无菌手术衣包→无菌手套→静切包→中心静脉导管包→缝线；倾倒碘伏消毒剂；倾倒肝素盐水及5ml注射器入无菌治疗盘中	穿无菌手术衣→戴无菌手套→皮肤消毒→待干→铺无菌大孔巾覆盖患者全身→将中心静脉导管放置在无菌治疗盘中→用肝素盐水冲洗各种管道后夹闭→湿润缝线并穿好缝针备用	操作过程保持无菌
6. 穿刺中配合	打开利多卡因注射液，并协助医生抽取药液	用5ml注射器抽取利多卡因注射液→局部麻醉→穿刺→穿刺成功后，使用肝素盐水将管腔内血液冲洗干净，防止堵管→缝合固定导管	操作过程保持无菌
7. 穿刺后配合	打开透明敷料	测量外露导管长度，固定导管	妥善固定
8. 手卫生	快速手消毒	快速手消毒，脱手术衣和无菌手套	手卫生到位
9. 签字记录	标记日期和时间		准确记录
10. 健康宣教		讲解留置中心静脉导管的注意事项	健康宣教到位
11. 整理用物		整理用物 协助患者取舒适体位	正确处理涉疫医疗废物
12. 手卫生	快速手消毒	快速手消毒	手卫生到位

【注意事项】

1. 操作过程中密切观察患者生命体征变化。

2. 操作过程中严格无菌操作，防止感染。

3. 观察穿刺点及周围皮肤有无渗血、红肿、水疱、破损；隔日换药，有红肿渗血时随时换药。

4. 维持患者舒适体位。股静脉穿刺时，保持术肢平直，防止导管打折。

【知识链接】

1. 中心静脉导管置管的适应证

（1）心肺复苏的患者，由于外伤意外和疾病造成呼吸、心跳停止的抢救；

（2）严重休克需快速补液的患者，由于失血、过敏等造成血容量低的情况；

（3）消化道大出血的患者，快速补充血容量；

（4）肿瘤晚期的危重患者，需要长期补充液体；

（5）危重及大手术患者；

（6）外周静脉穿刺困难但需长期使用某些对血管有刺激性药物的患者；输注高渗、发疱剂及刺激性药物的患者；

（7）需持续或间断输入已知或可疑配伍禁忌药物的患者；

（8）需输血或血液制品的患者；

（9）需要进行中心静脉压监测的患者；

（10）实施 TPN 治疗的患者；

（11）进行血液透析、血液滤过和血浆置换的患者；

（12）进行心导管检查、安装心脏起搏器的患者；

（13）需要插入漂浮导管进行血流动力学监测的患者。

2．中心静脉导管置管的禁忌证

（1）穿刺部位有感染；

（2）穿刺部位局部畸形；

（3）凝血机制障碍；

（4）锁骨下穿刺有明显肺气肿。

3．中心静脉导管置管术中常见的并发症

肺与胸膜损伤（气胸、血胸、液胸）、动脉与静脉损伤、神经损伤、胸导管损伤、纵隔损伤、空气栓塞、导管栓子、导管位置异常、心脏并发症（心律失常、心包积液）。

4．预防中心静脉导管的相关性感染

（1）导管选择：可选用抗菌材料导管；

（2）导管放置途径：置管时应优先选择锁骨下静脉，其次是颈内静脉；

（3）置管过程中采用无菌技术；

（4）导管穿刺部位的皮肤保护：使用无菌透明、透气性好的贴膜或无菌纱布覆盖导管穿刺点；

（5）导管连接部位保护：反复进行导管连接部位的操作会增加感染的机会。

参考文献

[1] 王建荣.输液治疗护理实践指南与实施细则.北京：人民军医出版社，2011：103-105.

[2] 万学红，卢雪峰.诊断学.北京：人民卫生出版社，2018：620-622.

[3] 赵久良，冯云路.协和内科住院医师手册.北京：中国协和医科大学出版社，2017：328-329.

[4] 李葆华，胡晋平.护理临床基础知识问答.北京：北京大学医学出版社，2019：414-415.

第六节 PICC 导管维护技术 ■ ■ ■ ■

【操作前评估】

1. 评估患者导管是否需要进行维护。

2. 评估导管外露长度，与记录是否一致。

3. 贴膜有无潮湿、脱落、污染。

3. 评估穿刺点有无发红、肿胀、渗血及渗液。

4. 评估导管敷料清洁情况，选择消毒棉球的数量。

5. 检查用物有效期。

【用物准备】

治疗车：换药包 1 个（无菌垫巾 1 个、无菌手套 2 副、无菌纱布 2 块、75% 乙醇纱布 1 块、75% 乙醇棉球 4 ~ 5 个、0.5% 碘伏或 0.5% 洗必泰、棉球 3 ~ 4 个、透明膜敷料 1 片），0.9% 氯化钠注射液 20ml（预冲注射器）、输液接头 1 个、10 U/ml 肝素盐水 10 ml、免洗手消毒液、PICC 维护记录单、医用垃圾桶、锐器盒。

治疗盘：75% 乙醇、安尔碘、无菌棉签、胶布、油性签字笔、皮尺 1 个。

【操作流程】

1．医务人员进出隔离病房应严格按照标准正确实施手卫生和穿脱个人防护用品。

2．评估病室环境及温度。

3．携用物至患者床旁，用 1 种以上方法核对患者信息，并告知患者进行 PICC 维护操作的目的，以取得合作。

4．打开换药包，取出垫巾，取皮尺。

5．协助患者取舒适体位，在穿刺肢体下铺垫巾。

6．用皮尺测量肘窝上方 10 cm 处臂围，同法测量对侧。

7．揭开固定输液接头的胶布，用 75% 乙醇棉签擦拭皮肤，去除胶痕。

8．更换输液接头

（1）手卫生；

（2）卸下旧接头；

（3）手卫生；

（4）戴无菌手套，左手取无菌纱布覆盖于导管上，右手取 75% 乙醇纱布包裹消毒导管，消毒导管口横截面及外壁（全方位用力擦拭 15 秒）（图 3-6-1）。

9．安装输液接头。

（1）打开输液接头包装、取出预冲注射器，释放压力，连接输液接头；

（2）抽回血（回血不可抽至接头或注射器）；

（3）使用预冲注射器，用脉冲方法冲洗导管；

（4）肝素盐水（10 U/ml）正压封管（封管液推至 0.5 ～ 1 ml，单手夹闭小夹子，移除注射器）。

10．配合者更换透明膜敷料

（1）去除透明膜敷料外胶带；

（2）用拇指轻压穿刺点，沿四周 0°角平拉透明膜敷料；

（3）固定导管，自下而上 180°角去除原有透明膜敷料；

（4）评估穿刺点有无红肿、渗血、渗液，体外导管长度有无变化；

11．配合者手卫生。

12．操作者取下固定翼，75% 乙醇棉球消毒后待干。

13．操作者左手持无菌纱布覆盖在输液接头上，右手持无菌钳夹取 75% 乙醇棉球，避开穿刺点直径 1cm 处，消毒 3 遍（顺—逆—顺时针），直径＞ 15cm，大于透明膜敷料的面积，待干；

14．无菌纱布覆盖接头，放平导管，右手持无菌钳夹 0.5% 碘伏（或 0.5% 洗必泰）棉球，以穿刺点为中心，消毒 3 遍（顺—逆—顺时针），每次擦拭导管表面及翻转导管擦拭到固定翼，消毒范围略小于 75% 乙醇消毒面积并大于敷料面积，待干。

15．无张力覆盖透明贴膜

（1）调整导管位置，体外导管 S 形或 U 形放置；

（2）以穿刺点为中心无张力覆盖透明贴膜；

（3）边压边去除纸质边框，"塑型"。

16．导管固定

（1）第 1 条胶带蝶形交叉固定贴膜下缘导管；

（2）取第 2 条胶带固定导管；

（3）胶带上标注导管类型及换药日期、操作者姓名，贴于透明膜敷料下缘（图 3-6-2）。

17．整理用物，脱无菌手套。

18．快速手消毒。

19．配合者填写 PICC 维护记录单。

20．整理床单位，向患者交代注意事项。

21．手卫生。

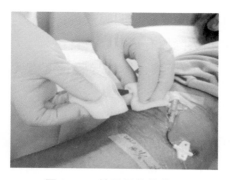

图 3-6-1　擦拭导管横截面

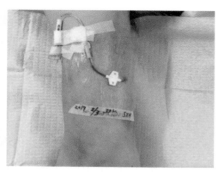

图 3-6-2　导管标注

操作步骤	配合者	操作者	评价
1. 解释	携带用物至患者床旁	讲解导管维护的目的和意义，指导患者配合	解释到位
2. 双人核对	核对患者有效信息	反问患者姓名，核对患者有效信息	核对无误
3. 体位摆放	协助患者取安全舒适体位	置管侧肢体外展，暴露 PICC 导管	体位舒适
4. 测量臂围	记录测量值与维护手册做对比	打开换药包，取出垫巾，穿刺肢体下方铺垫巾，正确测量双侧上臂围（肘窝上方 10 cm）	测量方法正确
5. 卸下输液接头		去除固定输液接头的胶布，用 75% 乙醇棉签去除胶痕，卸除旧输液接头	清洁到位
6. 手卫生	快速手消毒	快速手消毒	手卫生到位
7. 擦拭导管横截面	准备无菌手套	（1）戴无菌手套 （2）左手取无菌纱布覆盖于导管上提起，右手取 75% 乙醇纱布包裹消毒导管，用力、多方位擦拭 15 秒	符合无菌原则，擦拭到位
8. 手卫生	快速手消毒		手卫生到位

操作步骤	配合者	操作者	评价
9. 安装输液接头	（1）打开预冲注射器，释放阻力，安装输液接头，连接导管 （2）抽回血（回血不可抽至接头或注射器） （3）脉冲式冲洗导管，正压式封管（封管液推至 0.5 ～ 1 ml），单手夹闭小夹子，移除注射器		（1）连接方法正确 （2）抽回血方法正确 （3）冲、封管方法正确
10. 揭除贴膜	以 0°或 180°去除原有透明膜敷料	观察穿刺点有无异常	揭除透明膜敷料方法正确
11. 手卫生	快速手消毒		手卫生到位
12. 75% 乙醇消毒		（1）取下固定翼，75% 乙醇棉球消毒后待干 （2）无菌纱布覆盖提拉输液接头，消毒 3 遍（顺—逆—顺时针），待干 消毒面积大于敷料面积（＞ 15cm），待干	消毒方法正确
13. 碘伏消毒		无菌纱布覆盖接头，放平导管，以穿刺点为中心，0.5% 碘伏棉球（或 0.5% 洗必泰）消毒 3 遍（顺—逆—顺时针），待干	消毒方法正确
14. 无张力覆盖透明膜敷料		（1）调整导管位置，体外导管放置呈 S 形或 U 形 （2）以穿刺点为中心，无张力放置透明膜敷料，塑型	透明膜敷料覆盖方法正确
15. 导管固定		胶布蝶形交叉固定导管及无菌敷料，注意采用高举平台法	胶布固定方法正确

操作步骤	配合者	操作者	评价
16. 记录	胶布上标注导管类型、日期、姓名	将标记信息的胶布贴于贴膜下缘	胶布固定方法正确
17. 整理用物		按垃圾处理原则整理用物，脱无菌手套	正确整理涉疫医疗废物
18. 手卫生	快速手消毒	快速手消毒	手卫生到位
19. 健康宣教	填写导管维护记录单	进行健康宣教，讲解注意事项	准确记录维护信息，宣教到位
20. 手卫生	快速手消毒	快速手消毒	手卫生到位

【注意事项】

1. 禁止使用小于 10 ml 的注射器进行冲管、封管，小于 10 ml 的注射器可产生较大压力，导致导管破裂。

2. 封管液量应两倍于导管 + 辅助延长管容积。

3. 消毒导管接头应用力多方位擦拭 > 15 秒。

4. 将体外导管放置呈 S 形或 U 形，以降低导管张力，避免导管在体内移动。

5. 不能将 PICC 通路用于高压注射泵推注造影剂。

6. 禁止将胶布直接贴于导管上。

7. 禁止将导管体外部分人为的移入体内。

8. 经导管内抽血、输血、输注其他黏滞性液体（如脂肪乳、白蛋白、TPN、甘露醇等）后，立即脉冲式冲管，如持续输注黏滞性液体时，必须 4 ~ 6 小时脉冲式冲管一次。

【知识链接】

1. PICC 常见并发症及处理

（1）穿刺点渗血：置管后用小方纱或藻酸盐敷料覆盖穿刺点，

压迫止血并吸收渗血。及时更换敷料，加压包扎时避免包扎过紧，以免影响血液循环；

（2）导管脱出：正确掌握维护方法，特别是更换贴膜的方法，妥善固定；

（3）机械性静脉炎：

①穿刺前评估：合理选择置管部位及血管，选择合适的导管型号；

②置管过程中规范操作：动作轻柔、送管缓慢、冲洗手套、妥善固定；

③密切观察，及时采取必要的预防措施，如局部涂喜辽妥、穿刺部位上方热敷或使用增强型透明贴等。

（4）血栓性 PICC 堵管：

①加强专业技术培训，掌握正确的冲封管方法，采取 A—C—L（导管功能评估—冲管—封管）的导管维护程序；

②密切观察导管通畅情况，防止导管折叠扭曲；

③妥善固定导管，避免导管移动；

④合理选择封管液及液体量；

⑤回血造成的堵塞，可遵医嘱采用尿激酶溶栓；

⑥经处理无法再通的导管应及时拔除。

（5）药物沉积堵塞：

①正确评估输注药物，两种或多种不相容药物输注时，两组之间需充分冲管；

②输注高浓度药物、血液、人体白蛋白、血浆等血制品时，应及时冲管，并适当增加冲管次数；

③经处理无法再通的导管应及时拔除，不可强行推注。

（6）机械性堵塞：

①妥善固定，注意导管角度，防止导管体外部分打折；

②加强巡视，防止液体走空回血，造成堵塞；

③紧密连接导管接头，防止脱开回血，造成堵塞。

（7）导管断裂：

①置管前严格遵守操作规程，预冲导管时仔细检查导管完整性；

②置管过程中不可通过穿刺针或穿刺鞘用力回拉导管或导丝，避免损伤导管；

③三向瓣膜式导管尾端修剪时，必须修剪平滑无毛茬，将连接器金属部分完全推入导管内，再将导管与减压套筒连接并锁牢；

④送管时如遇阻力，不可强行送管，防止损伤导管；

⑤体外部分断裂，应妥善固定，及时修复或拔管；

⑥导管在体内断裂时，立即在置管上肢腋下系止血带，由医生采用介入方法取出。

（8）导管相关性感染：

①导管置入必须由专科护士按操作规程进行，执行严格的无菌操作；

②置管时，穿刺点选择应充分考虑其安全性和适用性，最大限度地避免置管感染；

③严格执行手卫生制度，所有与操作相关的环节均应严格地洗手；

④操作时应保持最大化的无菌覆盖，严格消毒穿刺部位；

⑤严格掌握导管维护的时间和频率，并正确评估穿刺点情况；

⑥保留导管的患者，出现难以解释的持续发热或怀疑导管相关感染时，应拔除导管。

2．PICC 置管患者静脉炎的分级（表 3-6-1）

表 3-6-1　静脉炎量表

等级	临床标准
0	无症状
1	穿刺部位红斑，伴或不伴疼痛
2	穿刺部位疼痛，有红斑和（或）水肿
3	穿刺部位疼痛，有红斑 条状物形成 可触及静脉条索
4	穿刺部位疼痛，有红斑 条状物形成 可触及静脉条索长度 > 1 英寸（2.54 cm） 有脓性渗出物

3．PICC 导管维护 ACL 三部曲

（1）A（Assess）—导管功能评估：在每次输液之前，作为评估导管功能的一个步骤，应该冲洗血管通路装置；

（2）C（Clear）—冲管：在每次输液后，应该冲洗血管通路装置，以便将输入的药物从导管腔内清除，避免药物在导管内沉淀；

（3）L（Lock）—封管：在输液结束冲管之后，应该封闭血管通路装置以减少血管通路装置阻塞发生的危险。

4．PICC 留置期间的健康教育

（1）保持穿刺部位的清洁干燥，不要擅自撕下透明膜敷料。敷料有卷曲、松动、敷料下有汗液时及时更换；

（2）避免使用带有 PICC 导管一侧的手臂提过重的物品（负重不要超过 5kg）、测量血压、手臂不能做引体向上、推举哑铃等持重锻炼，避免游泳等；

（3）妥善保护导管体外部分，以免损伤导管或把导管拉出体外，避免坚硬锐器损伤导管，若发生导管脱出或断裂及时找专业人员进行处理；

（4）选择宽大袖口的衣服穿着，穿衣时先穿置管侧，脱衣时先脱对侧；

（5）治疗间歇期至少每 7 天对 PICC 导管进行冲封管、更换敷料、更换接头等维护，注意不要遗忘。

5．更换 PICC 导管敷料的护理要点

（1）观察穿刺点和周围皮肤有无红、肿、热、痛以及发热等全身反应，如有异常应及时告知医护人员；

（2）无菌纱布：不超过 48 小时更换一次；透明膜敷料：穿刺后第一个 24 小时需更换，每 5 ～ 7 天更换一次；敷料松动或潮湿时随时更换。

6．更换输液接头的注意事项

（1）建议至少每 7 天更换一次；

（2）有血液残留、完整性受损或取下，应立即更换。

7．PICC 置管后的居家护理

（1）穿衣：

①平时衣服袖口不宜过紧；

②穿衣服时应先穿置管侧；脱衣时先脱对侧；

③可取清洁的透气性好的保护套套在置管侧上肢，保护导管，避免穿脱衣服时抻拉导管。

（2）洗澡：

①可以淋浴：用防水膜在置管部位缠绕 2 ～ 3 周作为"临时袖套"，分别确保穿刺点和导管接头距离"袖套"边缘 3 ～ 5 cm，两端用胶带固定并在淋浴时举起置管侧手臂；

②避免盆浴、泡浴。

8．置管后活动指导

（1）可以做一般家务：例如煮饭、洗碗、扫地；

（2）为促进血液循环，置管侧手臂可以做握拳、伸展等柔和的运动；

（3）严禁游泳、打球、拖地、抱小孩，拄拐杖、托举哑铃，或者用置管侧手臂支撑着起床；

（4）严禁提 5 kg 以上的重物。

参考文献

[1] 李春燕．美国 INS 2016 版《输液治疗实践标准》要点解读．中国护理管理，2017，017（002）：150-153.

[2] 吴玉芬，彭文逃，罗斌．静脉输液治疗学．北京：人民卫生出版社，2012：44-303.

[3] 童莉，邹碧荣．经外周中心静脉置管常见并发症及防治．中国临床护理，2018，2（01）：85-88.

[4] 余丹．PICC 堵管原因分析与护理对策．临床合理用药杂志，2020，13（02）：161-196.

[5] 付恩锋．PICC 导管堵管的原因分析及护理现状．当代护士（上旬刊），2019，26（11）：8-10.

[6] 胡守紫，毛鑫群，付立，仲冬梅．经外周中心静脉置管相关性深静脉血栓形成的研究进展．齐鲁护理杂志，2017，23（08）：70-72.

[7] 尹哲，张翠萍，陈玲．肿瘤患者 PICC 风险管理现状与研究进展．护理研究，2019，33（19）：3375-3379.

[8] 潘婷婷，李玲，丁雪，郭晶，苏西凤，庞启媛．恶性肿瘤患者 PICC 并发症影响因素研究进展．齐鲁护理杂志，2019，25

（11）：100-102.

[9] 静脉治疗护理技术操作规范.中华人民共和卫生行业标准 WS/T433-2013.

[10] 丁炎明.静脉治疗护士手册.北京：人民卫生出版社，2015.55-61.

[11] Infusion Nurses Society. Infusion therapystandards of practice[J]. J Infusion Nursing，2016.

[12] 江平.民法学.北京：中国政法大学出版社，2000：179-193.

[13] 闻曲，成芳.PICC 临床应用及安全管理.北京：人民军医出版社，2012：109-134.

第七节　植入式输液港无损伤针穿刺技术

【操作前评估】

1．评估输液港周围皮肤有无压痛、发红、肿胀、血肿、脓肿等。

2．触摸输液港轮廓，评估导管有无移位。

3．评估输液港植入侧的肢体活动情况，有无疼痛等，观察隧道情况，同侧胸部、颈部静脉及四肢有无肿胀。

4．检查用物有效期。

【用物准备】

75% 乙醇、0.5% 碘伏、无损伤针 1 个、拆线包 1 个（无菌棉球 6 个）、无菌纱布、孔巾 1 个、无菌手套 1 副、透明膜敷料 1 片、0.9% 氯化钠注射液 100 ml、肝素盐水（100 U/ml）、10 ml 注射器一个、输液接头 1 个、免洗手消毒液、治疗盘（安尔碘、棉签、胶布、油性签字笔）、锐器盒、医用垃圾桶。

【操作流程】

1．医务人员进出隔离病房应严格按照标准正确实施手卫生和穿脱个人防护用品。

2．评估病室环境及温度。

3．用1种以上方法核对患者信息，并告知患者进行输液港穿刺技术操作的目的。

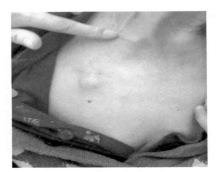

图 3-7-1　植入式输液港

4．协助患者取安全舒适体位，暴露输液港穿刺部位，确认输液港注射座的位置（图 3-7-1）。

5．建立无菌区，打开拆线盘外包装，将所需 10 ml 注射器、纱布、孔巾、透明膜敷料、无损伤针、输液接头都以无菌方式放入拆线盘外包装内（无菌区）。

6．用安尔碘棉签消毒 0.9% 氯化钠注射液（100 ml）瓶口，并妥善放置。

7．手卫生，右手先戴无菌手套，将无菌区用物摆放合理。

8．左手持 0.9% 氯化钠注射液（100 ml），右手用 10 ml 注射器抽取盐水 10 ml 备用。

9．左手倾倒 75% 乙醇及 0.5% 碘伏到准备的棉球上。

10．左手戴无菌手套。

11．将纱布剪成开口纱备用。

12.消毒：以穿刺点为中心，75% 乙醇棉球擦拭皮肤 3 遍（顺—逆—顺时针），消毒直径 15 cm 待干；以穿刺点为中心，0.5% 碘伏棉球消毒皮肤 3 遍（顺—逆—顺时针），消毒范围略小于酒精消毒面积并大于敷料面积。

13．无菌方法将孔巾铺于患者胸前，暴露输液港位置。

14．将抽好 0.9% 氯化钠注射液 10 ml 的注射器与无损伤针连接，摘除针帽并排气。

15．左手找到输液港的位置，用拇指、示指、中指做成三角形，将输液港拱起，确定此三指的中心。右手持无损伤针自港体中心垂直刺入穿刺座，直达底部（图 3-7-2）。

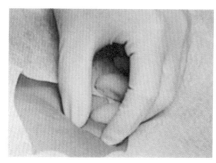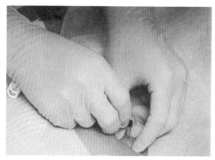

图 3-7-2 输液港穿刺

16．抽回血，确认针头位置无误后，脉冲式注入 0.9% 氯化钠注射液 10 ml。

17．夹闭导管，取下注射器，将输液接头妥善固定。

18．将备好的开口纱垫于无损伤针座下。

19．去除孔巾，无张力覆盖透明膜敷料，塑型，防止穿刺针脱出。

20．胶布固定管路，第一条胶布蝶形交叉固定延长管，第二条胶布在交叉处横向固定。

21．胶布上注明操作者姓名、日期和时间，贴于贴膜下缘。

22．按垃圾处理原则整理用物，脱无菌手套，手卫生。

操作步骤	配合者	操作者	评价
1. 解释	携带用物至患者床旁	讲解输液港穿刺操作的目的和意义	解释到位
2. 双人核对	核对患者有效信息	反问患者姓名，核对患者有效信息	核对无误
3. 体位摆放	协助患者取安全舒适体位	暴露输液港穿刺部位，确认注射座的位置	体位正确
4. 手卫生	快速手消毒	快速手消毒	手卫生到位
5. 建立无菌区	准备好 75% 乙醇及 0.5% 碘伏（聚维酮碘），依次传递拆线盘及打开无菌手套外包装	打开拆线盘，建立无菌区，双手戴无菌手套	无菌操作正确戴无菌手套方法正确
6. 准备消毒溶液	倾倒消毒溶液	将拆线盘内的棉球、持物镊及剪刀摆放好，其中 75% 乙醇棉球 3 个，0.5% 碘伏棉球 3 个	无菌操作方法正确
7.75% 乙醇脱脂		以穿刺点为中心，酒精棉球消毒皮肤 3 遍（顺—逆—顺时针），消毒直径 15 cm，待干	消毒方法正确
8.0.5% 碘伏消毒		以穿刺点为中心，碘伏棉球消毒皮肤 3 遍（顺—逆—顺时针），消毒范围略小于酒精消毒面积并大于敷料面积，待干	消毒方法正确
9. 铺孔巾	无菌方法打开孔巾外包装	取出孔巾，无菌方法铺于患者胸前，暴露输液港位置	无菌方法正确孔巾位置正确
10. 准备注射器	无菌方法打开 10 ml 注射器外包装	无菌方法取出 10 ml 注射器	无菌方法正确
11. 准备 0.9% 氯化钠注射液	安尔碘棉签消毒 0.9% 氯化钠注射液（100 ml）	抽吸 0.9% 氯化钠注射液 10 ml，排气，备用	无菌方法正确

续表

操作步骤	配合者	操作者	评价
12. 连接无损伤针	正确打开无损伤针外包装	取出无损伤针，连接已备好 0.9% 氯化钠注射液 10 ml 的注射器，排气备用	无菌方法正确
13. 穿刺		左手找到输液港的位置，用拇指、示指、中指做成三角形，将输液港拱起，确定此三指的中心。右手持无损伤针自港体中心垂直刺入穿刺座，直达底部	穿刺方法正确
14. 确认管路通畅		抽回血，确认针头位置无误后，脉冲式注入 0.9% 氯化钠注射液 10 ml	冲、封管方法正确
15. 安装输液接头	无菌方法打开输液接头外包装	夹闭导管，取下注射器，安装输液接头	无菌方法正确
16. 妥善保护	打开无菌纱布	取出纱布，用剪刀剪成半开口状，包绕无损伤针座下	固定纱布方法正确
17. 妥善固定	无菌方法打开透明膜敷料外包装并传递胶布	去除孔巾，无张力覆盖透明膜敷料，塑形，防止穿刺针脱出。用胶布固定管路，第一条胶布蝶形交叉固定延长管，第二条胶布在交叉处横向固定	固定方法正确
18. 记录	胶布上注明换药者姓名、日期和时间	标记信息胶布贴于贴膜下缘	信息填写完整
19. 整理用物	整理用物	整理用物，脱无菌手套	正确处理涉疫医疗废物
20. 健康宣教		进行健康宣教，讲解注意事项	健康宣教到位
21. 手卫生	快速手消毒	快速手消毒	手卫生到位

【注意事项】

1．根据评估情况选择消毒棉球的数量。

2．肝素盐水封管浓度 100 U/ml。

3．无损伤针下垫适宜厚度的纱布，覆盖透明膜敷料。

4．必须使用无损伤针穿刺输液港。

【知识链接】

1．输液港导管植入静脉的选择

首先右侧颈内静脉，备选左侧颈内、双侧锁骨下静脉，最后选择股静脉穿刺。

2．穿刺输液港注意事项

（1）针头必须垂直刺入，以免针尖刺入输液港侧壁；

（2）穿刺动作轻柔，感觉有阻力不可强行进针，以免针尖与注射座底部推磨，形成倒钩；

（3）注射、给药前应抽回血确认位置。若抽不到回血，可注入 0.9% 氯化钠注射液 5 ml 后再回抽，使导管在血管中飘浮起来，防止三向瓣膜贴于血管壁；

（4）妥善固定穿刺针，不可任意摆动，防止穿刺针脱出。

3．输液港血样采集注意事项

（1）穿刺成功后，抽出至少 5 ml 血液弃置不用；

（2）更换新的 20 ml 注射器抽足量血标本；

（3）立即用 20 ml 0.9% 氯化钠注射液以脉冲方式冲洗导管；

（4）将血样注入采集试管中。

参考文献

[1] 刘运江，屈翔，刘荫华．乳腺癌植入式静脉输液港临床应用

专家共识及技术操作指南. 中国实用外科杂志,2017,37(12):
1377-1388.

[2] 李春燕. 美国 INS2016 版《输液治疗实践标准》要点解读.
中国护理管理, 2017, 017 (002): 150-153.

[3] 闻曲. 成芳. PICC 临床应用及安全管理. 北京: 人民军医出
版社, 2012: 162-169.

第八节　植入式输液港无损伤针拔除技术 ■■■■　■

【操作前评估】

1．评估输液港处无损伤针贴膜覆盖是否完好。

2．评估环境整洁、干净明亮。

3．检查用物有效期。

【用物准备】

无菌手套、无菌盒里备纱布、透明膜敷料、治疗盘（安尔碘及棉签）、免洗手消毒液、锐器盒、医用垃圾桶。

【操作流程】

1．医务人员进出隔离病房应严格按照标准正确实施手卫生和穿脱个人防护用品。

2．评估病室环境及温度。

3．用 1 种以上方法核对患者信息，并告知患者进行输液港无损伤针拔除技术操作的目的。

4．协助患者取安全舒适体位，暴露输液港注射座的位置。

5．揭除原透明膜敷料，观察输液港部位有无红、肿、压痛。

6．手卫生。

7．戴无菌手套。

8．左手取出纱布并固定输液港穿刺隔，右手缓慢拔出无损伤针，左手纱布按压穿刺点。

9．检查针头完整性，防止部分无损伤针滞留于输液港内。

10．安尔碘消毒穿刺点。

11．覆盖透明膜敷料（24小时以后摘除）。

12．按垃圾处理原则整理用物，脱无菌手套，健康宣教，手卫生。

操作步骤	配合者	操作者	评价
1. 解释	携带用物至患者床旁	讲解输液港无损伤针拔除操作的目的和意义	解释到位
2. 双人核对	核对患者有效信息	反问患者姓名，核对患者有效信息	核对无误
3. 体位摆放	协助患者取安全舒适体位	暴露输液港穿刺部位	体位正确
4. 去除贴膜		去除原透明膜敷料，观察输液港皮肤情况	方法正确
5. 手卫生	快速手消毒	快速手消毒	手卫生到位
6. 拔针	打开无菌手套外包装 打开纱布外包装	正确戴无菌手套 左手取出纱布并固定输液港基座，右手缓慢拔出无损伤针，左手纱布按压穿刺点	无菌方法正确 拔针方法正确
7. 检查	检查针头完整性	检查针头完整性	双人检查针头正确
8. 消毒	传递安尔碘棉签	消毒穿刺点	方法正确

操作步骤	配合者	操作者	评价
9. 覆盖贴膜	打开透明膜敷料包装	覆盖贴膜（24 小时以后摘除）	贴膜覆盖方法正确
10. 整理用物	整理用物	整理用物，脱无菌手套	正确处理涉疫医疗废物
11. 健康宣教		进行健康宣教，讲解注意事项	健康宣教到位
12. 手卫生	快速手消毒	快速手消毒	手卫生到位

【注意事项】

1. 拔针前要脉冲式封管。

2. 封管液量：封管液量应两倍于导管 + 辅助延长管容积。

3. 拔除无损伤针后，一定要检查无损伤针头的完整性。

4. 动作缓慢，减少患者的痛苦。

【知识链接】

1. 输液港的适应证

（1）长期静脉输液者；

（2）肿瘤化疗；

（3）完全肠外营养；

（4）输血及血样采集。

2. 输液港禁忌证

（1）菌血症、败血症；

（2）严重阻塞性肺疾病；

（3）穿刺部位曾经放疗；

（4）对输液港材料敏感者。

3. 输液港常见并发症

导管堵塞、导管脱落、导管异位、导管断裂、外渗、皮下血肿、输液港体翻转、静脉血栓形成、抽回血困难、导管相关性血流感染、Pinch-off 综合征。

参考文献

[1] 刘运江，屈翔，刘荫华．乳腺癌植入式静脉输液港临床应用专家共识及技术操作指南．中国实用外科杂志，2017，37(12)：1377-1388.

[2] 李春燕．美国 INS2016 版《输液治疗实践标准》要点解读．中国护理管理，2017，017（002）：150-153.

[3] 闻曲．成芳．PICC 临床应用及安全管理．北京：人民军医出版社，2012：162-169.

第九节 植入式输液港维护技术 ■ ■ ■　　■

【操作前评估】

　　1. 评估穿刺点及贴膜固定情况。

　　2. 评估环境整洁、干净明亮。

　　3. 检查用物有效期。

【用物准备】

　　拆线包 1 个（棉球 7 个）、75% 乙醇、0.5% 碘伏、透明膜敷料 1 片、无菌手套 1 副、胶布、免洗手消毒液、锐器盒、医用垃圾桶。

【操作流程】

　　1. 医务人员进出隔离病房应严格按照标准正确实施手卫生和穿脱个人防护用品。

　　2. 评估病室环境及温度。

　　3. 用 1 种以上方法核对患者信息，并告知患者进行输液港穿刺技术操作的目的。

　　4. 协助患者取安全舒适体位，暴露输液港注射座的位置。

5．使用 75% 乙醇清洁贴膜边缘处皮肤。

6．揭除透明膜敷料时，注意应顺着无损伤针头穿刺方向，一手撕贴膜，一手按压无损伤针延长管，以免针头移位，引起患者痛苦。

7．观察穿刺局部皮肤是否有红、肿、热、痛等症状，穿刺点有无分泌物。如有异常，及时通知医生，并做好记录。

8．手卫生。

9．建立无菌区打开拆线盘外包装，将无菌纱布、透明膜敷料以无菌方式放入拆线盘外包装内（无菌区）。

10．手卫生，右手先戴无菌手套，将无菌区用物摆放合理。

11．左手倾倒消毒液，准备 75% 乙醇棉球 3 个和 0.5% 碘伏棉球 4 个。

12．左手戴无菌手套。

13．将纱布剪成开口纱备用。

14．消毒：以穿刺点为中心，75% 乙醇棉球擦拭皮肤 3 遍（顺—逆—顺时针），消毒直径 15 cm 待干；以穿刺点为中心，0.5% 碘伏棉球消毒皮肤 3 遍（顺—逆—顺时针），消毒范围略小于酒精消毒面积并大于敷料面积。

15．用 0.5% 碘伏棉球消毒无损伤针头及贴膜内延长管，待干。

16．将备好开口纱垫于无损伤针座下。

17．无张力覆盖透明膜敷料，塑型，防止穿刺针脱出。

18．第一条胶布蝶形交叉固定延长管，第二条胶布在交叉处横向固定。

19．胶布上注明操作者姓名、日期和时间，贴于贴膜下缘，胶布固定管路。

20．并按垃圾处理原则整理用物，脱无菌手套，健康宣教，手卫生。

操作步骤	配合者	操作者	评价
1. 解释	携带用物至患者床旁	讲解输液港维护操作的目的和意义	解释到位
2. 双人核对	核对患者有效信息	反问患者姓名，核对患者有效信息	核对无误
3. 体位摆放	协助患者取安全舒适体位，	暴露输液港贴膜处	体位舒适
4. 清洁	使用 75% 乙醇棉签并传递	使用 75% 乙醇棉签清洁贴膜边缘处皮肤	清洁到位
5. 揭除原贴膜		撕贴膜时，注意应顺着无损伤针头穿刺方向，一手撕贴膜，一手按压无损伤针延长管，以免针头移位，引起患者痛苦	揭除贴膜方法正确
6. 观察		观察穿刺局部皮肤是否有红、肿、热、痛等症状穿刺点，有无分泌物。如有异常，及时通知医生，并做好记录	观察到位
7. 手卫生		快速手消毒	手卫生到位
8. 建立无菌区	准备 75% 乙醇及 0.5% 碘伏，依次传递拆线盘打开无菌手套外包装	打开拆线盘，双手戴无菌手套	无菌操作正确
9. 准备消毒溶液	倾倒消毒溶液	准备 75% 乙醇棉球 3 个，0.5% 碘伏棉球 4 个	无菌操作方法正确
10. 75% 乙醇脱脂		以穿刺点为中心，75% 乙醇棉球消擦拭肤 3 遍（顺—逆—顺时针），消毒直径 15cm 待干	消毒方法正确
11. 0.5% 碘伏消毒		以穿刺点为中心，0.5% 碘伏棉球消毒皮肤 3 遍（顺—逆—顺时针），消毒范围略小于 75% 乙醇消毒面积并大于敷料面积，用 0.5% 碘伏棉球消毒无损伤针头及贴膜内延长管，待干	消毒方法正确

操作步骤	配合者	操作者	评价
12. 妥善保护	无菌方法打开无菌纱布外包装	取出纱布，用剪刀剪成半开口状，垫于无损伤针座下	固定纱布方法正确
13. 妥善固定	无菌方法打开贴膜外包装并传递胶布	无张力覆盖透明膜敷料，塑形，防止穿刺针脱出，用胶布固定管路，第一条胶布蝶形交叉固定延长管，第二条胶布在交叉处横向固定	固定方法正确
14. 记录并固定	胶布上注明换药者姓名、日期和时间	标记信息胶布贴于贴膜下缘	信息填写完整
15. 整理用物	整理用物	整理用物，脱无菌手套	正确处理涉疫医疗废物
16. 健康宣教		进行健康宣教，讲解注意事项	健康宣教到位
17. 手卫生	快速手消毒	快速手消毒	手卫生到位

【注意事项】

1. 根据评估情况选择消毒棉球的数量。

2. 肝素盐水封管浓度 100 U/ml。

3. 禁止使用小于 10 ml 的注射器冲管、封管，小于 10 ml 的注射器可产生较大压力，损伤导管、瓣膜或导管与注射座连接处。

4. 封管液量：封管液量应两倍于导管 + 辅助延长管容积。

5. 动作轻柔，防止穿刺针脱出。

【知识链接】

1. 输液港的冲管时机

（1）每次使用输液港后；

（2）采血后；

（3）输注高黏滞性液体后（输血、成分血、TPN、脂肪乳剂等）；

（4）两种有配伍禁忌的液体之间；

（5）治疗间歇期每 4 周冲管一次。

2．放置输液港的健康教育

（1）保持局部皮肤清洁干燥；

（2）观察输液港周围皮肤有无发红肿胀、灼热感、疼痛等炎性反应；

（3）避免使用同侧手臂提过重的物品、过度活动，不用这一侧手臂做引体向上、托举哑铃、打球等活动度较大的体育锻炼；

（4）避免重力撞击输液港部位；

（5）治疗间歇期，每四周对静脉输液港进行冲管、封管等维护一次；

（6）严禁高压注射造影剂，防止导管破裂。

参考文献

[1] 刘运江，屈翔，刘荫华．乳腺癌植入式静脉输液港临床应用专家共识及技术操作指南．中国实用外科杂志,2017,37(12)：1377-1388

[2] 李春燕．美国 INS2016 版《输液治疗实践标准》要点解读．中国护理管理，2017，017（002）：150-153．

[3] 闻曲，成芳．PICC 临床应用及安全管理 [M]．北京：人民军医出版社，2012：162-169．

第十节　动脉采血

【操作前评估】

1. 评估患者体温、氧疗方式、吸氧浓度、呼吸机参数、血压、血管条件、穿刺部位（以桡动脉为例）、创伤、手术、穿刺史等。

2. 评估患者合作程度，患者平卧或静坐5分钟。

3. 评估患者凝血功能：血小板计数、凝血分析结果、是否使用抗凝药物。

【用物准备】

治疗车、无菌棉签、动脉采血器、安尔碘消毒剂、检查手套、小垫、必要时准备小软枕、标本盒、治疗盘、污物杯、医用垃圾桶、生活垃圾桶、锐器盒、免洗手消毒液。

【操作流程】

1. 医务人员进出隔离病房应严格按照标准正确实施手卫生和穿脱个人防护用品。

2. 评估病室环境及温度。

3．采用 1 种以上方法共同核对患者信息，讲解动脉采血的目的、意义和方法。

4．准备用物：物品在有效期内，包装完好，无潮湿、破损。

5．推治疗车至患者床旁，向患者解释动脉穿刺目的。

6．评估患者给氧方式及流量、或呼吸机参数（患者 30 分钟内给氧方式未改变）。

7．选择穿刺部位，评估皮肤及桡动脉搏动情况，选定适宜穿刺部位，并行 Allen 试验。

8．手卫生。

9．根据采血部位协助患者取舒适体位，充分暴露桡动脉采血部位，必要时采血部位下垫小垫。

10．手卫生。

11．消毒皮肤并确定穿刺点，用皮肤消毒制剂以穿刺点为中心，由内向外螺旋式消毒皮肤，直径≥ 8 cm，待干。

12．打开动脉采血器包装，取出橡胶塞、安全针座帽。将动脉采血器针栓调整到预设值，旋紧针头，针尖斜面与刻度线保持一致。

13．再次消毒皮肤，范围小于第一次。

14．消毒操作者非持针手示指和中指第 1、2 指节掌面及双侧面。

15．再次确认穿刺点，使穿刺点固定于手指下方。另一只手，单手以执笔姿势持动脉采血器，针头斜面向上逆血流方向，针头与皮肤呈 30°～ 45°（桡动脉）角缓慢穿刺，见血后停止进针，等待血液自动充盈至预设位置。

16．取干棉签沿动脉走向置于穿刺点旁，快速拔针，按压穿刺点，针尖扎入胶塞封闭针头，防止血液与空气接触。

17．更换安全针座帽，混合血标本，使血液与动脉采血器内的抗凝剂充分混匀，颠倒混匀至少 5 次，揉搓大于 5 秒。及时送检。

18．按压穿刺点 3 ～ 5 分钟，直至患者完全止血，穿刺点无出血、肿胀。

19．再次核对患者信息。

20．整理用物，进行健康宣教及安抚患者，正确处理涉疫医疗废物。

21．手卫生。

【操作步骤】

操作步骤	配合者	操作者	评价
1.解释		讲解动脉采血的目的、意义和方法	解释到位
2.双人核对	核对患者有效信息	核对患者有效信息	核对无误
3.评估患者给氧方式	评估患者给氧方式、流量或呼吸机参数，30分钟内给氧方式未改变	准备用物：在有效期内，包装完好，无潮湿，无破损；推治疗车至患者床旁	评估准确
4.选择穿刺部位		选定适宜穿刺部位，评估皮肤及动脉搏动情况，并行Allen试验	穿刺部位选择合理
5.手卫生	快速手消毒	快速手消毒	手卫生到位
6.摆放体位		根据采血部位协助患者取舒适体位，充分暴露采血部位，必要时垫软枕	部位暴露充分
7.手卫生		快速手消毒	手卫生到位
8.消毒皮肤		用安尔碘消毒制剂以穿刺点为中心，由内向外螺旋式消毒皮肤，直径≥8 cm，待干	充分消毒
9.打开动脉采血器包装	打开动脉采血器包装	取出橡胶塞、安全针座帽。将动脉采血器针栓调整到预设值，旋紧针头	采血器连接紧密
10.再次消毒皮肤		范围小于第一次，消毒操作者非持针手示指和中指皮肤	充分消毒

操作步骤	配合者	操作者	评价
11. 取出动脉采血器		取出动脉采血器	采血器取出正确，未污染
12. 再次确认穿刺点并穿刺		使穿刺点固定于手指下方，另一只手以执笔姿势持动脉采血器，针头斜面向上逆血流方向，针头与皮肤呈30°～45°（桡动脉）角缓慢穿刺，见血后停止进针，等待血液自动充盈至预设位置	穿刺部位选择准确穿刺手法正确
13. 拔针	取干棉签	将干棉签置于穿刺点旁，快速拔针，用棉签沿动脉走向纵行按压穿刺点，针头扎入胶塞封闭针头，防止血液与空气接触	手法正确
14. 穿刺点按压		按压穿刺点3～5分钟，直至患者完全止血	无渗血、血肿
15. 标本混合	更换安全针座帽，混合血标本，使血液与动脉采血器内的抗凝剂充分混匀		血样无凝集
16. 再次核对	双人核对	双人核对	核对无误
17. 整理用物	及时送检	整理用物	正确处理涉疫医疗废物
18. 手卫生	快速手消毒	快速手消毒	手卫生到位

【注意事项】

1. 操作前评估患者的病史，生命体征，氧疗状态及凝血功能。

2. 根据患者穿刺部位血运情况，桡动脉穿刺前行 Allen 实验。

3. 消毒患者皮肤应以穿刺点为中心，由内向外螺旋式消毒皮肤，直径 ≥ 8cm。第二次消毒面积小于第一次消毒面积。

4．穿刺结束后观察穿刺点有无出血、肿胀。

【知识链接】

1．动脉穿刺部位的选择（图 3-10-1）

（1）首选桡动脉；

（2）其次肱动脉；

（3）再次足背动脉；

（4）最后股动脉。

2．常见并发症

（1）动脉痉挛；

（2）血肿；

（3）血栓或栓塞；

（4）感染；

（5）血管迷走神经反应。

3．Allen 试验（可配合患者）

（1）嘱患者握拳；

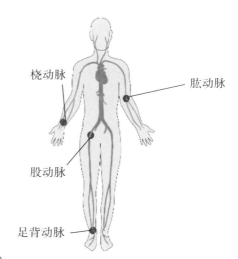

图 3-10-1　动脉穿刺部位

（2）同时按压患者尺动脉及桡动脉阻断手部血供，数秒钟后；

（3）嘱患者伸开手指，此时手掌因缺血变苍白；

（4）压迫尺动脉的手指抬起观察手掌颜色恢复的时间应在 5 ～ 15 秒内恢复，说明侧支循环良好；反之，侧支循环不良，不能使用。

Allen 试验（不可配合患者）

（1）监测患者 SpO_2 数值和波形；

（2）同时按压尺动脉和桡动脉，使屏幕 SpO_2 降至零，并且波形成直线，再观察 5 秒；

（3）松开尺动脉，分别记录数值和波形恢复到基础值的时间，恢复时间应小于 10 秒，侧支循环良好，可以使用。大于 10 秒，侧支循环不良。

4．血气分析

（1）判定 pH 值，正常值为 7.35 ～ 7.45，pH ≤ 7.35 为酸中毒，pH ≥ 7.45 为碱中毒；

（2）判定 PCO_2，若不在正常范围为呼吸性原因，小于正常值呼吸性碱中毒，大于正常值呼吸性酸中毒；

（3）判断 HCO_3，若不在正常范围，存在代谢原因，如果小于正常值存在代谢性酸中毒，若大于正常值为代谢性碱中毒。

参考文献

[1] 胥小芳，孙红，李春燕等.动脉血气分析临床操作实践标准要点解读.中华护理管理.2017，17（9）：06-10.

[2] 张建霞.动脉血标本分析前阶段护理质量控制.中国护理管理，2011，11（8）：19-22.

[3] 王会中.血气标本的采集对离子检测结果的影响.中华检验医学杂志，2013，36（6）：575-576.

[4] 柯绪芬，汤宪凤.动脉采血位及穿刺方法的研究进展.中国实用医药，2011，06（33）：247-248.

[5] 刘海燕.国内血气分析标本采集研究进展.护理学杂志，2008，23（3）：74-76.

[6] 梁伟霞，黄惠桥，黄红燕.桡动脉、肱动脉、股动脉穿刺的比较研究.广西医学，2007，29（12）：1861-1862.

第十一节 血气分析仪的使用 ▪ ▪ ▪ ▪　▪

【操作前评估】

1．血气分析仪处于良好备用状态。连接电源，热敏打印纸充足，试剂包、测试卡充足。

2．血液标本量充足，充分混匀，隔绝空气。

【用物准备】

血气分析仪、标本、锐器盒、医用垃圾桶。

【操作流程】

1．医务人员进出隔离病房应严格按照标准正确实施手卫生和穿脱个人防护用品。

2．评估病室环境及温度。

3．核对患者信息。

4．携标本至血气分析仪前。

5．充分混匀标本，点击血气分析仪显示屏上"开始注射器测定"。

6．标本注射器连接血气分析仪，确定连接正确后，点击"Yes"。

7．血气分析仪吸入标本。

8．抽吸标本结束后，移除注射器。

9．按血气分析仪提示输入标本信息。

10．血气分析仪显示标本结果，自动打印纸质版化验单。

11．化验结果打印完毕，血气分析仪进入自检状态。

12．整理用物：正确整理涉疫医疗废物。

13．手卫生。

【操作步骤】

操作步骤	操作者	评价
1.准备标本	核对患者信息，携标本至血气分析仪前	核对无误，标本无凝血，混匀手法正确
2.测定开始	血气分析仪屏幕点击"开始注射器测定"	
3.连接血气分析仪	注射器连接血气分析仪，确定连接正确后，点击"yes"	注射器与血气分析仪连接紧密
4.标本吸入	血气分析仪吸入标本	样本吸入过程顺利
5.标本移除	抽吸标本结束后，移除注射器	
6.信息输入	按血气分析仪提示输入标本信息	患者信息输入无误
7.标本结果	血气分析仪显示标本结果，自动打印纸质版化验单	标本结果完整、无缺项
8.血气分析仪自检	化验结果打印完毕	血气分析仪完成自检，备用状态
9.整理用物	整理用物	正确处理涉疫医疗废物
10.手卫生	快速手消毒	手卫生到位

【注意事项】

1．取标本前确认血气分析仪完好备用。

2．标本量充足（标本量 1ml），隔绝空气，颠倒摇匀 5 次，掌心揉搓 5 秒，防止标本凝集。

3．留取标本后 15 分钟内完成标本检测。

【知识链接】

1．血气分析仪的耗材更换与安装

（1）电极卡更换

选择"工作区"菜单，点击【更换 Sensor Cartridge】

①仪器自动做好更换 Sensor Cartridge 的准备。等待准备工作完成；

②根据提示打开仪器门；

③移除 Sensor Cartridg；

④插入新的 sensor cartridge；

⑤关闭仪器门；

⑥开始后续步骤。

（2）试剂包更换

选择"工作区"菜单，点击【更换 Fluid Pack】

①仪器自动做好更换 Fluid Pack 的准备。等待准备工作完成；

②打开仪器门；

③移除 Fluid Pack；

④插入新的 Fluid Pack；

⑤关闭仪器门；

⑥开始后续步骤。

2．血气分析仪常见故障

Glu、Lac、pH、PCO_2、PO_2、Hct、thb 故障，先"内部常规浸润"后"系统定标"。Na、K、Ca、Cl 故障，执行"系统定标"。

参考文献

[1] 贾趁，石华冰.循证护理在动脉血气分析中的应用.中国现代医药杂志，2008，10（9）：78.

[2] 周臣群，李建华.动脉血气分析在危重患者治疗中的应用.世界最新医学信息文摘，2015，15（91）：24-25.

第十二节　输液泵使用技术 ■■■　　■

【操作前评估】

　　1．评估患者的病情、输液治疗的目的及药物的作用。

　　2．检查治疗车物品是否齐全，是否在有效期内，输液泵是否完好。

　　3．检查患者套管针穿刺点周围有无红肿外渗，输液接头有无血迹。

　　4 评估 CVC、PICC 等输液通路是否通畅及适用。

　　5．评估患者的自理能力、合作程度、心理状况。

　　6．评估患者是否需要排尿、排便。

【用物准备】

　　输液泵、输液器、药液、输液执行单、免洗手消毒液、医疗垃圾桶、安尔碘、棉签、胶布。

【操作流程】

　　1．医务人员进出隔离病房应严格按照标准正确实施手卫生和穿脱个人防护用品。

2．评估病室环境及温度。

3．用1种以上方法核对患者信息，并告知患者输液泵使用的目的。

4．将输液泵固定在输液架上（图3-12-1），连接电源。

5．将液体与输液器连接、排气，关闭旋夹。

6．打开输液泵泵门，安装输液管（图3-12-2），关闭泵门，打开旋夹，安装传感器。

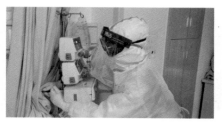

图 3-12-1　固定输液泵

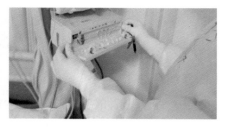

图 3-12-2　安装输液管

7．安尔碘消毒连接套管针的输液接头，待干，连接管路，并妥善固定。

8．开机，机器自检后，正确输入输液速率，按开始键，开始输液。

9．观察输液情况（有无故障、漏液等），确认输液泵工作正常。

10．手卫生。

11．在执行单上签字，记录输液泵开始使用的时间、运行的速度。

12．协助患者取舒适体位进行健康宣教，整理用物及床单位。

13．手卫生。

操作步骤	配合者	操作者	评价
1. 解释		讲解输液泵使用的目的和意义	解释到位
2. 双人核对	核对患者有效信息	反问患者姓名，核对患者有效信息	核对无误
3. 固定输液泵	将输液泵、电源线先后传递给操作者	将输液泵固定在输液架上，连接电源	固定牢固、安全
4. 连接、排气	将液体和输液器先后传递给操作者	将液体与输液器连接、排气，关闭旋夹	无气泡
5. 安装输液器		打开泵门，安装输液管，关闭泵门，打开旋夹，安装传感器	安装正确
6. 连接管路	蘸取安尔碘棉签平行传递给操作者	消毒连接套管针的输液接头，待干，连接管路，并妥善固定	遵守无菌原则
7. 开机输液		开机，并正确输入输液速率	确认输液泵工作正常
8. 手卫生	快速手消毒	快速手消毒	手卫生到位
9. 签字记录		在执行单上签字，记录输液泵开始使用的时间、运行的速度	准确记录
10. 健康教育		健康宣教	健康宣教到位
11. 整理用物		整理用物	正确处理涉疫废物
12. 手卫生	快速手消毒	快速手消毒	手卫生到位

【注意事项】

1. 严密观察患者的病情变化，用药后的反应。
2. 严密观察输液管路通畅情况和静脉穿刺局部皮肤的变化。
3. 严密观察输液泵工作是否正常。
4. 特殊用药有特殊标记，观察是否按要求执行。

【知识链接】

    1. 输液泵常见的报警原因及纠正方法

报警显示	可能的原因	纠正的方法
滴数报警	1. 输液瓶已空 2. 旋夹紧闭 3. 传感器未放在滴液室上 4. 传感器连接松动 5. 传感器有损坏 6. 滴液室摆动 7. 滴液室有雾气 8. 液面过高 9. 在使用硬质输液瓶时排气小帽未打开	1. 更换新的输液瓶 2. 打开旋夹 3. 将传感器放置在滴液室上 4. 检查传感器连接是否松动，可先取下后再重新安装 5. 更换传感器 6. 保持滴液室稳定，必要时暂时关闭滴数传感器 7. 晃动滴液室去除雾气 8. 将输液瓶正置，再将部分液体挤回瓶内使液面降低 9. 打开排气孔小帽
压力报警	1. 输液管旋夹关闭 2. 输液管有压折 3. 患者静脉通路阻塞	1. 打开旋夹 2. 使管路通畅 3. 恢复静脉通路通畅
空气报警	在管路系统中有空气	在准备输液时，将管路系统中的气泡完全排出，报警后请重新排气和调整在滴液室内的液面

    2. 输液泵输液速度（ml/h）与普通输液器滴速（滴 / 分）之间的换算：

    以常用的输液器茂菲氏滴壶每 20 滴液体 = 1 ml 为例。输液泵输液速度 = 输液滴速 /20（ml/min）×60（min）

    参考文献

[1] 张洪君. 现代临床专科护理操作培训手册. 北京：人民军医出版社，2006：400-406.

[2] 张洪君.现代临床基础护理操作培训手册.北京：北京大学出版社，2007：345-350.

[3] 李葆华，胡晋平.护理临床基础知识问答.北京：北京大学医学出版社，2019：82-88.

第十三节　微量泵使用技术 ▪ ▪ ▪ ▪　　▪

【操作前评估】

1．评估患者的病情、输液治疗的目的及药物的作用。

2．检查治疗车物品是否齐全，是否在有效期内，微量泵是否完好。

3．检查患者套管针穿刺点周围有无红肿外渗，输液接头有无血迹。

4．评估患者的自理能力、合作程度、心理状况。

5．评估患者是否需要排尿、排便。

【用物准备】

微量泵、注射器及延长管、药液、输液执行单、免洗手消毒液、安尔碘、棉签、胶布。

【操作流程】

1．医务人员进出隔离病房应严格按照标准正确实施手卫生和穿脱个人防护用品。

2．评估病室环境及温度。

3．用1种以上方法核对患者信息，并告知患者微量泵使用的目的。

4．将微量泵固定在输液架上，连接电源。

5．正确安装注射器（图3-13-1）。

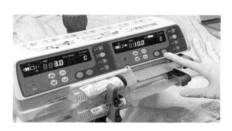

图 3-13-1　安装注射器

6．开机自检→确认注射器型号→排气→输入输液速度。

7．安尔碘消毒连接套管针的输液接头，待干，连接管路，并妥善固定。

8．按"开始"键，开始输液。

9．观察输液有无故障、漏液等，确认微量泵工作正常。

10．手卫生。

11．在执行单上签字，记录微量泵开始使用的时间、运行的速度。

12．协助患者取舒适体位，进行健康宣教，整理用物及床单位。

13．手卫生。

操作步骤	配合者	操作者	评价
1.解释		讲解微量泵使用的目的和意义	解释到位
2.双人核对	核对患者有效信息	反问患者姓名，核对患者有效信息	核对无误

操作步骤	配合者	操作者	评价
3. 固定微量泵	将微量泵、电源线先后传递给操作者	将微量泵固定在输液架上，连接电源	固定牢固、安全
4. 安装注射器	将注射器传递给操作者	正确安装注射器	安装正确
5. 开机、排气		开机自检，确认注射器型号，排气，输入输液速度	操作正确
6. 连接管路	蘸取安尔碘棉签平行传递给操作者	消毒输液接头，待干，连接管路并妥善固定	遵循无菌原则管路连接正确
7. 运行输液		按"开始"键，开始输液	确认微量泵工作正常
8. 手卫生	快速手消毒	快速手消毒	手卫生到位
9. 签字记录		在执行单上签字，记录微量泵开始使用的时间、运行的速度	准确记录
10 健康宣教		讲解微量泵使用的注意事项	健康宣教到位
11. 整理用物		整理用物协助患者取舒适体位	正确处理涉疫医疗废物
12. 手卫生	快速手消毒	快速手消毒	手卫生到位

【注意事项】

1．应用微量泵期间，护士应准确记录用药的剂量、浓度和速度，并观察用药后的反应。

2．严密观察输液管路通畅情况和静脉穿刺局部皮肤的变化。

3．严密观察微量泵工作是否正常，出现报警应及时检查并排除故障。

4．输注药物需要有特殊标记，观察是否按要求执行。

【知识链接】

1．微量泵的适应证

适用于给药非常精确、总量很小且给药速度缓慢或长时间流速均匀的情况，主要用于胰腺炎、糖尿病、高血压、休克、肝移植、肿瘤化疗等患者。

2．微量泵常见报警及处理方法

（1）注射完毕报警，报警提示完全用完，应按"停止"键消音。

（2）阻塞报警

①针头阻塞，可试抽回血，或重建静脉通路；

②管道的阻塞、受压反折、三通开关放置错误等，针对原因解除故障；

③针头脱出血管外，要立即停止用药，重建静脉通路；

④微量泵本身的故障，有待维修。

（3）电池欠压报警、电池电量耗尽报警、电源线脱落报警

①蓄电池能源耗尽，应立即接通外电源，使其继续工作；

②发现电源插头松脱，应立即接好电源。

3．常见微量泵用药配置表

药物	配法	剂量		
多巴胺	多巴胺 [患者的体重（kg）×3]mg 用 0.9% 氯化钠注射液补够 50 ml	1 ml/h = 1 μg/（kg·min）		
间羟胺	0.9% 氯化钠注射液 45 ml+ 间羟胺 50 mg	50 kg	1 μg/（kg·min）	3.0 ml/h
		60 kg		3.6 ml/h
		70 kg		4.2 ml/h
去甲肾上腺素	去甲肾上腺素 [患者的体重（kg）× 0.3]mg 用 0.9% 氯化钠注射液补够 50 ml	1 ml/h = 0.1 μg/（kg·min）		

参考文献

[1] 张洪君.现代临床专科护理操作培训手册.北京：人民军医出版社，2006：400-406.

[2] 张洪君.现代临床基础护理操作培训手册.北京：北京大学出版社，2007：345-350.

[3] 李葆华，胡晋平.护理临床基础知识问答.北京：北京大学医学出版社，2019：82-88.

第十四节　气管插管操作配合

【操作前评估】

1. 检查气管插管喉镜（含叶片）或可视喉镜处于完好备用状态。

2. 检查气管插管管芯在有效期内，完好备用状态。

3. 根据患者体型准备相应大小的气管插管，并检查其处于完好备用状态。

4. 检查简易呼吸器处于完好备用状态。

5. 检查负压吸引装置、呼吸机（正确连接管路）处于完好备用状态。

【用物准备】

可视喉镜或普通喉镜、喉镜叶片、气管插管、导丝、牙垫、胶布、注射器一支（5 ml 或 10 ml）、简易呼吸器、免洗手消毒液、医用垃圾桶、负压吸引装置、一次性吸痰管、封闭式吸痰管、呼吸机及管路。

【操作流程】

1．医务人员进出隔离病房应严格按照标准正确实施手卫生和穿脱个人防护用品。

2．评估病室环境及温度。

3．用1种以上方法核对患者信息，并告知患者进行气管插管的目的和意义。

4．将治疗车放置在利于操作的位置。检查所有用物的完好性和使用状态。按气管插管的流程顺序摆放插管用物，必要时协助操作者摆放置管体位。

5．依次将用物交于操作者：喉镜、置入导丝的气管插管，待气管插管置入声门后协助拔出导丝，气管插管置入适宜深度后，使用注射器给予气囊注气5～10 ml，操作者确认置入深度适宜后，给予气管插管固定。

6．给予简易呼吸器辅助呼吸

7．断开简易呼吸器，快速正确进行连接呼吸机管路。

8．协助患者正确体位。

9．进行有效保护性约束。

10．做好气管插管管路标记。

11．整理用物，按涉疫医疗废物正确处理用物和患者分泌物。

12．快速手消毒。

13．进行护理记录的书写。

操作步骤	配合者（护士）	操作者（医生）	评价
1.检查	检查操作者防护状态，加戴插管专用头套	检查配合者防护状态，加戴插管专用头套	防护状态完好
2.双人核对	核对患者有效信息告知操作目的和意义	反问患者姓名，核对患者有效信息	核对无误

操作步骤	配合者（护士）	操作者（医生）	评价
3. 手卫生	快速手消毒	快速手消毒	手卫生到位
4. 体位摆放用物摆放	检查所有用物正常使用状态 将所有插管用物依次摆放 准备好负压吸引装置处于完好备用状态	协助患者去枕平卧位，必要时肩下垫枕，头后仰，使口腔、咽喉及气管处于同一纵轴方向，使患者气道完全开放，应用简易呼吸器辅助呼吸	气道开放有效简易呼吸器使用有效 所有物品均处于完好备用状态，方便操作者使用
5. 气管插管置入	1. 打开可视喉镜或一次性喉镜 2. 打开气管插管外包装，检查气囊完好无漏气，置入导丝，做好塑形交由操作者 3. 待操作者将气管插管置入声门 1 cm 左右，协助迅速拔出导丝 4. 操作者确定置入深度后，应用注射器，气囊打气 5 ～ 10 ml，放入牙垫，胶布固定气管插管	1. 接过喉镜，从患者臼齿放入，充分开放气道，暴露声门 2. 接过置入导丝的气管插管 3. 左手持喉镜，右手持气管插管，进行气管插管术 4. 确认气管插管置入长度适宜 5. 待牙垫放入后，撤出喉镜叶片，协助配合者做好气管插管的固定	气管插管置管顺利
6. 调试呼吸机	简易呼吸器人工辅助呼吸 必要时进行痰液吸引	调试呼吸机参数，检查呼吸机功能状态	简易呼吸器使用正确
7. 连接呼吸机	断开简易呼吸器，连接呼吸机管路		动作迅速、连接正确
8. 患者体位	摇高床头 30°	协助患者摆好体位	体位摆放正确
9. 有效约束	根据情况给予有效约束		约束有效
10. 标记	书写气管插管置入深度和置管时间	将标记粘贴于距气管插管气囊尾端 2 cm 处	

续表

操作步骤	配合者（护士）	操作者（医生）	评价
11. 整理用物	整理用物		正确处理涉疫医疗废物
12. 手卫生	快速手消毒	快速手消毒	手卫生到位
13. 记录	做好插管过程的记录		记录完整

【注意事项】

1. 操作过程中注意严密防护，为避免气溶胶播散，要配合默契、动作迅速，尽量缩短置管时间，控制在 30 ～ 40 秒完成。

2. 建议使用可视喉镜实施气管插管，以降低操作者的暴露风险。

3. 开始机械通气前，必须先连接好管道、密闭式吸痰管，之后再启动呼吸机辅助呼吸。

4. 因为佩戴防护面具不能进行肺部听诊，置管后需行胸片检查后进行管路深度的调整。

【知识链接】

1. 常用气管插管固定工具包括寸带、牙垫和口腔固定器（图 3-14-1）。

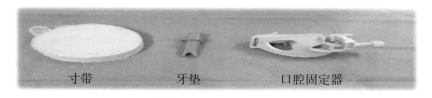

寸带　　　　　　牙垫　　　　　口腔固定器

图 3-14-1　气管插管固定工具

2. 气管插管固定的方法及注意事项

（1）寸带固定法（图 3-14-2）

注意事项：搬动患者时存在脱管风险，操作前后须检查固定情况。长时间使用时，需对口角及颈部皮肤采取保护措施。

（2）牙垫固定法（图 3-14-3）

注意事项：口腔分泌物过多时导致胶布粘性降低，易引发脱管。长时间使用时需要注意牙龈黏膜有无破溃。

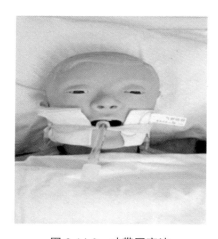
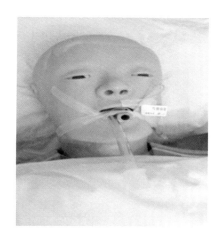

图 3-14-2　寸带固定法　　　　**图 3-14-3　牙垫固定法**

（3）口腔固定器固定法（图 3-14-4）

注意事项：口腔固定器固定法可出现口腔牙龈破溃、耳部、颈部皮肤损伤、舌部破溃等，应注意患者舌部位置，避免放置时间过长导致舌体压迫损伤；长时间使用时，需对口角及耳部、颈部皮肤采取保护措施。

3. 用物摆放的顺序：一次性喉镜、气管插管、导丝、注射器、牙垫、胶布、简易呼吸器（图 3-14-5）。

4. 导丝使用注意事项

气管插管导丝的作用是塑形，可根据操作者的要求，按照患者

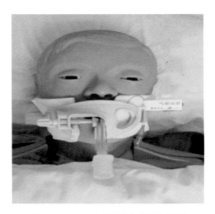

图 3-14-4　口腔固定器固定法

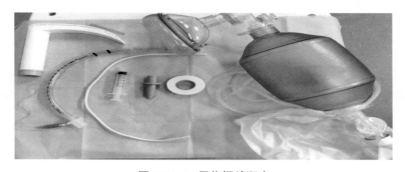

图 3-14-5　用物摆放顺序

的解剖结构将气管插管进行塑形（图 3-14-6），方便操作者置入气管插管。使用时，注意导丝置入的深度，不可超过气管插管的前端（图 3-14-7），以避免插管过程中导致气道损伤。操作过程中注意无菌原则，避免患者感染。

5. 气管插管置入深度

（1）女性气管插管置入距门齿：20 ～ 22 cm；

（2）男性气管插管置入距门齿：24 ～ 26 cm。

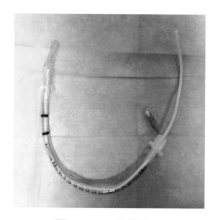

图 3-14-6　导丝塑形

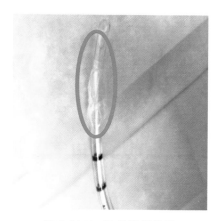

图 3-14-7　导丝放置位置

参考文献

[1]　张洪君.急救护理实用手册.北京：北京大学医学出版社，
　　　2007：63-66.

[2]　张文武.急诊内科学.第3版.北京：人民卫生出版社，
　　　2012.8：859-860.

第十五节　经口气管插管患者的口腔护理技术 ■ ■ ■ ■

【操作前评估】

1. 评估患者的生命体征、血氧饱和度、凝血功能、意识和合作程度。

2. 评估患者气管插管插入深度和固定方法、密闭式吸痰装置型号，监测气囊压力 $25 \sim 30\,cmH_2O$。

3. 评估口腔黏膜有无出血点、溃疡、白膜等，牙齿有无松动和缺失，牙龈或舌有无出血、损伤、溃疡等，以及口腔内卫生情况。

4. 评估患者机械通气监测指标是否正常，无异常报警。

5. 向患者解释操作目的、过程、注意事项及配合要点，取得患者配合。

6. 操作环境适宜。

【用物准备】

1. 操作者准备

三级防护（严密防护），并佩戴全面型呼吸防护器或正压式头套。

2．用物准备

口腔护理溶液（醋酸氯己定）、一次性无菌口护包：弯盘、污物碗、棉球、压舌板、镊子、棉棒、治疗巾、手电筒、气管插管固定器、清洁纱布、气囊压力表、直尺、棉签、负压装置、执行单、免洗手消毒液、手套（图 3-15-1）。

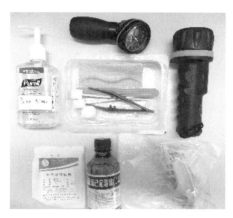

图 3-15-1　用物准备

【操作流程】

1．医务人员进出隔离病房应严格按照标准正确实施手卫生和穿脱个人防护用品。

2．评估病室环境及温度。

3．用 1 种以上方法核对患者信息，并告知患者进行口腔护理操作的目的。

4．备齐用物，携用物至患者床旁。口腔护理前暂停鼻饲。

5．操作者分别站在患者头胸部两侧，置患者头偏向一侧。如无禁忌，抬高床头至少 30°，头部垫高，使下颌尽量靠近胸骨柄，以减少和防止误吸的发生，观察患者的心率、呼吸、血氧饱和度，确定适合操作。

6．双层黄色垃圾袋包裹近呼吸机端冷凝水集水碗，倾倒呼吸机管路冷凝水，避免喷溅。

7．检查气囊压力在适宜范围（25～30 cmH$_2$O）（图3-15-2）。

8．口护前使用密闭式吸痰吸净气管内分泌物，气道吸引前予以高浓度吸氧，吸净口腔内分泌物。

9．铺治疗巾于患者颌下及枕上，弯盘置于患者口角旁，清点棉球数。

10．双人配合：操作者站于患者一侧行口腔护理，配合者站于患者另一侧。

11．操作者松解口腔固定器系带，取出口腔固定器，查看门齿处气管插管的刻度；配合者用手固定气管插管，用手电筒检查口腔内情况。双人测量、核对气管插管的深度（图3-15-3）。

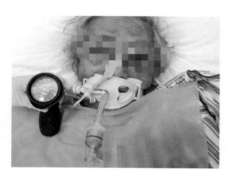
图 3-15-2 监测气囊压力

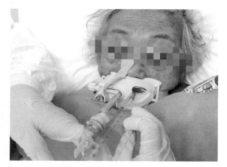
图 3-15-3 测量管路外露长度

12．操作者打开一次性口护包，铺治疗巾于患者颌下，浸湿棉棒及棉球，湿棉球干湿度适宜，垫弯盘，湿润口唇，嘱患者张嘴，用压舌板协助取棉棒按顺序擦拭口腔（顺序：对侧上外侧面、内侧面、咬合面、颊黏膜，同理近侧各部位，上腭、舌面、舌下），擦净气管插管表面污渍（如污渍太多，可增加棉球数量）（图3-15-4）。

13．若患者无牙齿，可用棉球蘸口护液轻柔擦拭牙龈及舌面。

14．操作者再次检查口腔，评价口腔护理效果，确认口腔内无棉球及残留。

15．口唇干裂者涂液状石蜡、润唇膏等滋润，用纸巾清洁面部。

16．操作者再次监测气管插管深度，固定气管插管位置居中，固定带绕于颈后，口角两侧垫纱布，使患者舒适（3-15-5）。

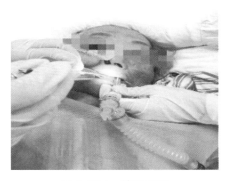 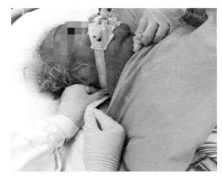

图 3-15-4　擦拭口腔　　　　　　图 3-15-5　固定气管插管

17．双人再次测量气管导管深度及外露长度，再次监测气囊压力。

18．观察两侧胸部起伏是否对称，呼吸机无报警。

操作步骤	配合者	操作者	评价
1．解释		讲解口腔护理操作的目的和意义，指导患者配合	解释到位
2．双人核对	至少采用一种方法核对患者有效信息	核对患者有效信息	核对无误
3．手卫生	快速手消毒	快速手消毒	手卫生到位
4．体位摆放	观察患者的心率、呼吸、血氧饱和度，确定适合操作	床头抬高30°，置患者头偏向一侧，头部垫高，使下颌尽量靠近胸骨柄	体位舒适利于操作

操作步骤	配合者	操作者	评价
5. 检查气囊、吸引分泌物	呼吸机100%氧浓度，倾倒冷凝水，免洗手消毒液洗手	暂停鼻饲，检查及确保气囊压力在适宜范围（25～30 cmH$_2$O），检查气囊有无漏气，密闭式吸引气道分泌物	无菌操作正确，戴无菌手套方法正确
6. 倒取口腔护理液	将醋酸氯已定倒入弯盘	铺治疗巾于患者颌下及枕上，弯盘置于患者口角旁，清点棉球数量	倒溶液及清点棉球正确
7. 取出口腔固定器	手持气管插管，监测生命体征，核对插管深度	取出口腔固定器，检查口腔情况，核对插管深度	双人配合方法正确
8. 擦拭口腔	手持气管插管，保持管路中立位	湿润口唇，嘱患者张嘴，用压舌板协助取棉棒按顺序擦拭口腔（顺序：对侧上外侧面、内侧面、咬合面、颊黏膜，同理近侧各部位，上腭、舌面、舌下），擦净气管插管表面污渍（如污渍太多，可增加棉球数量）	口腔护理方法正确，管路无移位
9. 评价口腔护理效果	手持气管插管，保持管路中立位，监测生命体征	再次检查口腔，评价口腔护理效果，确认口腔内无棉球及残留	口腔内无污渍及残留物，生命体征平稳
10. 清洁面部	手持气管插管，保持管路中立位	口唇干裂者涂液状石蜡、润唇膏等滋润，用纸巾清洁面部	清洁面部无污渍
11. 口腔固定器固定气管插管	配合用固定器固定好气管插管	监测气管插管深度，固定气管插管位置居中，固定带绕于颈后，口角两侧垫纱布，使患者舒适	口腔固定器固定良好，管路居中，患者舒适
12. 再次核对深度，监测气囊压力	再次测量气管导管深度及外露长度，调整好呼吸机管路	再次监测气囊压力	双人核对插管深度，及气囊压力，方法正确
13. 整理用物		整理用物	正确整理涉疫医疗废物

续表

操作步骤	配合者	操作者	评价
14.健康宣教		讲解注意事项	健康宣教到位
15.手卫生	快速手消毒	快速手消毒	手卫生到位

【注意事项】

1．操作前注意评估患者神志状态；需在镇静或情绪稳定下进行此项操作。

2．双人配合默契，保障患者安全，防止意外脱管。

3．操作前应用密闭式吸痰装置吸净气道分泌物。避免增大气道峰压。

4．密切监测口腔黏膜变化，如有异常情况，及时通知医生给予处理。

5．评估患者口腔状况，必要时增加擦拭频次，保持口腔清洁。

6．棉球干湿适宜，动作轻柔，避免口腔黏膜损伤，防止口腔护理溶液误入气管造成呛咳。评估口腔分泌物，必要时及时吸引。

7．操作中与患者沟通，观察患者情绪、生命体征、血氧饱和度等，如有异常情况，及时停止操作，固定气管插管，监测生命体征。

8．中国成人HAP/VAP诊断和治疗指南指出口腔护理可降低VAP的发病率，也不增加细菌的耐药。

9．属高风险护理，须遵循操作流程，熟练快捷，避免气溶胶播散。

【知识链接】

1．气管插管口腔护理的目的

（1）减少口咽部细菌繁殖，避免口腔定植菌的移位，降低呼吸机相关性肺炎发生率。

（2）维持正常口腔 pH 值（口腔 pH 值为 6.6 ~ 7.1），减少口腔微生物繁殖。

（3）维持口腔黏膜的湿润，减少牙菌斑积聚。

（4）检查口腔黏膜损伤及溃疡程度，及时用药处理，避免感染加剧，减少呼吸机相关性肺炎的发生。

2．口腔护理常用溶液见下表。

口腔护理常用溶液

名称	浓度（%）	作用及适用范围
生理盐水	0.9	清洁口腔、预防感染
过氧化氢溶液	1 ~ 3	抗菌、防臭，适用于口腔感染有溃烂、坏死组织者
碳酸氢钠溶液	1 ~ 4	碱性溶液，适用于真菌感染
醋酸氯已定（洗必泰）	0.01	清洁口腔，广谱抗菌
呋喃西林溶液	0.02	清洁口腔，广谱抗菌
醋酸溶液	0.1	适用于铜绿甲单胞菌感染
硼酸溶液	2 ~ 3	酸性防腐溶液，有抑菌作用
甲硝唑溶液	0.08	适用于厌氧菌感染

参考文献

[1] 温贤秀.实用临床护理操作规范.成都:西南交通大学出版社,2012: 133-144.

[2] 成守珍.ICU 临床护理指引.北京：人民军医出版社，2013：209-210.

[3] 杨丽娟，栾琳琳.机械通气患者口腔护理的现状与思考.中国实用护理杂志，2019，35（30）：2321-2325.

第十六节　移动式负压吸引器的使用

【操作前评估】

1. 评估负压吸引器的工作状态、检查电源状态。

2. 检查负压吸引器管路完好备用。

【用物准备】

治疗车、移动式负压吸引器、负压引流管、免洗手消毒液、含氯消毒液按 20000 mg/L 配置（图 3-16-1）。

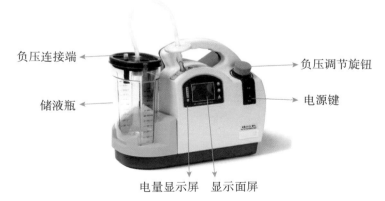

负压连接端

负压调节旋钮

储液瓶

电源键

电量显示屏　显示面屏

图 3-16-1　移动式负压吸引器

【操作流程】

1. 医务人员进出隔离病房应严格按照标准正确实施手卫生和穿脱个人防护用品。

2. 评估病室环境及温度。

3. 至少采用 1 种以上方法核对患者信息，并告知患者操作的目的。

4. 体位摆放。

5. 开机，显示电量，检测负压并调节适宜负压。

6. 手卫生。

7. 储液瓶保持直立，储液瓶瓶盖（防溢流装置）短端连接处接仪器，长端连接处接负压引流管，负压引流管的另一端连接吸痰管后对患者进行吸痰操作。

8. 吸痰，同时观察患者生命体征。

9. 整理用物，正确处理涉疫医疗设备及医疗废物。

10. 手卫生。

11. 记录吸痰次数，痰液性质及量。

【操作步骤】

操作步骤	配合者	操作者	评价
1. 解释	评估病室环境及温度	讲解操作的目的和意义	解释到位
2. 双人核对	核对患者有效信息	反问患者姓名，核对患者有效信息	核对无误
3. 体位摆放	协助患者取半卧位		体位舒适
4. 开机		显示电量，检测负压并调节负压大小	负压大小适宜
5. 手卫生	快速手消毒	快速手消毒	手卫生到位

续表

操作步骤	配合者	操作者	评价
6. 操作前准备		储液瓶瓶盖（防溢流装置）短端连接处接仪器，长端连接处接负压引流管，负压引流管的另一端连接吸痰管后对患者进行吸痰操作	连接紧密，负压正常
7. 吸痰	查看监护仪，观察患者生命体征	吸痰，同时观察患者情况	生命体征平稳，有效吸痰
8. 整理用物	进行健康宣教	整理用物	正确处理涉疫医疗设备及医疗废物
9. 手卫生	快速手消毒	快速手消毒	手卫生到位
10. 记录		记录吸痰次数、痰液性质及量	记录准确

【注意事项】

1. 定时查看吸引器电池电量，使用时注意负压大小适宜。

2. 操作过程中密切观察患者生命体征。

3. 吸引器负压端连接正确（储液瓶瓶盖短端接仪器，长端接患者）。

4. 仪器专人维护，定点放置，定时充电。

【知识链接】

1. 移动式负压吸引器的适用范围

适用于医院和家庭护理为患者吸痰、医院各科室做轻便型吸引器使用，以及可作为医生出诊携带、急诊抢救和急救车装备。

2. 移动式负压吸引器储液瓶容量：1L。

3. 移动式负压吸引器的极限负压：–0.08 MPa（1 kPa=7.5 mmhg；1 kPa = 0.001 MPa）。

4．吸痰负压范围：成人为 0.02 ～ 0.027 MPa；小儿为 0.01 ～ 0.016 MPa。

5．吸痰观察要点

（1）密切观察患者生命体征，氧饱和度，吸痰时的反应，有无发绀情况；

（2）观察痰液的颜色，性质，量并记录。

▶ 参考文献 ┈┈┈┈┈┈┈┈┈┈┈┈┈┈┈┈┈┈┈┈┈┈┈┈┈┈┈┈

[1] 张洪君 . 现代临床专科护理操作培训手册 . 北京：人民军医出版社，2006：384.

[2] 毕月红 . 气管内吸痰术的研究与应用进展 . 中国护理管理，2014，14（07），775-777.

第十七节　无创机械通气使用技术

【操作前评估】

1. 评估呼吸机功能状态。

2. 检查呼吸机管路消毒合格并在有效期内，管路完好无破裂，各部件连接紧密。

3. 检查灭菌注射用水、输液器在有效期内，包装完好，无破损。

【用物准备】

无创呼吸机、一次性呼吸机管路、面罩、湿化装置、灭菌注射用水、呼气过滤器2个、剪裁好的泡沫敷料等。

【操作流程】(图 3-17-1)。

1. 医务人员进出隔离病房应严格按照标准正确实施手卫生和穿脱个人防护用品。

2. 评估病室环境及温度。

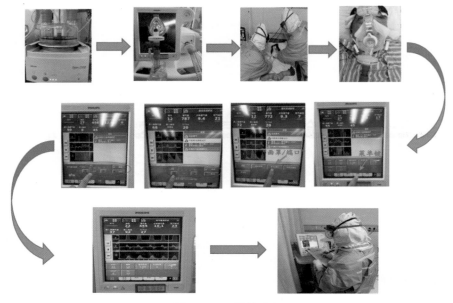

图 3-17-1　操作流程

3．用 1 种以上方法核对患者信息，并告知患者进行无创机械通气操作的目的。

4．呼吸机准备：准备蒸馏水并连接湿化罐，添加湿化液水位至标刻线，连接呼吸机管路、呼吸过滤器及湿化罐，各管路连接紧密。

5．推无创呼吸机至患者床旁，连接电源、氧源、打开湿化器预热，讲解无创机械通气的配合方法。

6．核对患者有效信息（采用 1 种以上方法），核对无误后方可执行。

7．协助患者床头抬高 30°。

8．手卫生。

9．佩戴呼吸机面罩：将剪裁好的泡沫敷料放置在患者鼻面部面罩压迫的部位，将头带置于患者枕后。将面罩轻置于患者面部，固定并连接头带，检查是否漏气。

10．开机、调节参数，设置呼吸机模式和参数（IPAP、EPAP、呼吸频率、氧浓度等）。

11．监测患者生命体征，人 – 机协调情况，呼吸机参数监测。

12．记录患者生命体征、呼吸机模式、参数和监测数值。

13．停止无创呼吸机治疗：遵医嘱准备吸氧方式，如储氧面罩或鼻导管吸氧；向患者解释停机的目的。停机流程：关闭呼吸机，解开头带，撤除面罩，遵医嘱给予患者其他吸氧（鼻导管/面罩）方式并记录。

14．整理用物：仪器外表用 75% 乙醇擦拭消毒，更换一次性过滤网。一次性呼吸机管路、呼吸过滤器按照涉疫一次性医疗废物进行销毁处理。

15．手卫生。

操作步骤	配合者	操作者	评价
1.呼吸机准备	准备蒸馏水，并连接湿化罐，添加湿化液，水位至标刻线	连接呼吸机管路、呼吸过滤器及湿化罐	机器管路连接紧密，湿化罐水位在标刻线，过滤器连接正确
2.解释	推无创呼吸机至患者床旁，连接电源、氧源、打开湿化器预热	讲解无创机械通气的目的和意义	解释到位
3.双人核对	核对患者有效信息	反问患者姓名，核对患者有效信息	核对无误
4.体位摆放	协助患者床头抬高30°	协助患者取安全舒适体位	体位舒适安全
5.手卫生	快速手消毒	快速手消毒	手卫生到位
6.佩戴呼吸机面罩	将剪裁好的泡沫敷料放置在患者鼻面部面罩压迫的部位，将头带置于患者枕后	将面罩置于患者面部，固定并连接头带，检查是否漏气	面罩佩戴正确、紧密，减压敷料粘贴位置正确

操作步骤	配合者	操作者	评价
7. 开机、调节参数	打开无创呼吸机	设置呼吸机模式和参数（IPAP、EPAP、呼吸频率、氧浓度等）	参数设置合理
8. 监测	床旁指导患者配合无创通气	监测生命体征、血氧饱和度、人 - 机协调情况及呼吸机参数监测	监测全面、准确、及时
9. 记录	再次向患者讲解使用中的注意事项	记录患者生命体征、呼吸机模式、参数和监测数值	记录准确、完整
10. 停止无创呼吸机治疗	遵医嘱准备吸氧方式，如储氧面罩或鼻导管吸氧；向患者解释停机的目的	关闭呼吸机，解开头带，撤除面罩，遵医嘱给予患者其他吸氧（鼻导管 / 面罩）方式并记录	流程正确
11. 整理用物		整理用物	正确处理涉疫医疗废物
12. 手卫生	快速手消毒	快速手消毒	手卫生到位

【注意事项】

1．面罩的选择应根据患者面部大小而定。

2．维持目标 $SpO_2 > 90\%$，及时复查动脉血气。

3．无创机械通气期间防止气溶胶播散

（1）呼吸机管路各部分连接需紧密，防止断开造成气溶胶的播散；

（2）无创呼吸机尽量采用一次性呼气阀，避免采用面罩一体阀和平台阀，呼气阀（单口阀）漏气口安装要位于操作者对侧，防止呼出气体直接吹向操作者或患者，增加感染的危险；

（3）新冠肺炎患者无创机械通气建议采用面罩进行通气治疗，

不建议使用鼻罩进行通气治疗；

（4）呼吸机冷凝水杯应置于管路最低部，及时倾倒杯内冷凝水，以防过满倾倒时喷溅，可加用封闭装置进行倾倒，例如：黄色垃圾袋包裹集水瓶，在封闭状态下倾倒冷凝水；

（5）无创呼吸机送气端和无创面罩及呼气阀之间均需连接滤器。监测面罩端过滤器若潮湿或患者呼吸困难，应及时更换呼吸过滤器；

（6）无创机械通气治疗过程中尽量避免断开呼吸机管道，如特殊情况下需暂停无创机械通气，例如：患者主诉饮水、进食等需求时。执行流程：评估患者，准备好备用吸氧工具，停止无创呼吸机通气，解开头带，摘除面罩，给予吸氧，监测血氧饱和度。协助患者饮水。再戴好面罩后开机进行无创机械通气；

（7）不建议常规定期更换呼吸机管路，仅当存在污染和呼吸机故障时更换。

4．无创机械通气并发症的预防

（1）腹胀：应用无创机械通气过程中嘱患者闭口呼吸，以避免胃部胀气，增加误吸的风险。张口呼吸者可用下颌托带，使口腔尽量闭合。可耐受的患者，进食后宜脱机一段时间（30分钟以上）再行无创机械通气。如不能耐受的患者，进食前尽量摇高床头，进食后至少保持头高位30分钟。

（2）口干、排痰无力：监测湿化温度，及时添加湿化液。做好气道湿化管理，必要时给予气道吸引。

（3）医疗器械相关压力性损伤的预防：应用泡沫敷料进行减压，选择合适的面罩型号。

【知识链接】

1．无创机械通气适应证

轻 - 中度呼吸衰竭的早期救治、有创 - 无创通气序贯治疗和辅助撤机。

其参考指征为：

（1）患者状况：

①意识清醒；

②可自主清除气道分泌物；

③呼吸急促（频率＞每分钟 25 次），辅助呼吸肌参与呼吸运动。

（2）血气指标，海平面呼吸室内空气时，动脉血氧分压（PaO_2）＜ 60 mmHg，伴或不伴二氧化碳分压（$PaCO_2$）＞ 45 mmHg。

2．无创机械通气禁忌证

（1）绝对禁忌证：心搏骤停或呼吸骤停（微弱），此时需要立即心肺复苏、气管插管等生命支持。

（2）相对禁忌证：

①意识障碍；

②无法自主清除气道分泌物，有误吸的风险；

③严重上消化道出血；

④血流动力学不稳定；

⑤上呼吸道梗阻；

⑥未经引流的气胸或纵隔气肿；

⑦无法佩戴面罩的情况如面部创伤或畸形；

⑧患者不配合。

3．常见模式及参数设置：

适用人群	IPAP（cmH_2O）	EPAP（cmH_2O）	FiO_2（%）	呼吸频率（次 / 分）	CPAP（cmH_2O）
一般患者	10 ～ 30	4 ～ 12	21 ～ 100	12 ～ 20	6 ～ 15
新冠肺炎患者初始设置	8 ～ 10	5 ～ 8	100	12 ～ 20	6 ～ 15

参考文献

[1] 中国医师协会急诊医师分会，中国医疗保健国际交流促进会急诊急救分会，国家卫生健康委能力建设与继续教育中心急诊学专家委员会.无创正压通气急诊临床实践专家共识.中华急诊医学杂志，2019，(1) 14-24.

[2] 王欣然，孙红，李春燕.重症医学科护士规范操作指南.北京：中国医药科技出版社，2016：91-94.

[3] 郑瑞强，胡明.重症新冠肺炎呼吸治疗流程专家建议.中华重症医学电子杂志，2020，16 (0) (电子加刊)

[4] CarteauxG，Millan-GuilarteT，ProstND，et al. Failure of noninvasive ventilation for de novo acute respiratory failure：role of tidal volume [J]. Crit Care Med，2016，44 (2)：282-290.

[5] 葛慧青，代冰，徐培峰，等.新冠肺炎患者呼吸机使用感控管理专家共识.中国呼吸与危重监护杂志，2020，19 (2)：1-4.

第十八节　有创机械通气使用技术 ▪ ▪ ▪　　▪

【操作前评估】

评估呼吸机工作状态；检查呼吸机管路消毒合格并在有效期内、管路完好无破损、各部件连接紧密；模肺处于完好备用状态；灭菌注射用水 500 ml、输液器在有效期内，包装完好，无破损。

【用物准备】

呼吸机、一次性呼吸机管路、呼气过滤器、灭菌注射用水 500 ml、输液器、模肺。

【操作流程】

1. 医务人员进出隔离病房应严格按照标准正确实施手卫生和穿脱个人防护用品。

2. 准备呼吸机及所需物品，向患者解释使用呼吸机目的及必要性。

3. 连接氧源，连接呼吸机管路，湿化罐内加入灭菌注射用水至湿化罐黑色刻度线处，开机，打开湿化罐，连接模肺，初步试机。

4．插管过程中医生行气管插管，护士经气管插管吸痰。

5．插管完成后妥善固定气管插管，简易呼吸器辅助呼吸。

6．取下简易呼吸器，使呼吸机与患者紧密连接，妥善固定呼吸机管路，观察患者生命体征及呼吸机运行有无异常。

7．手卫生。

8．标记置管深度及时间。

9．整理用物，正确处理涉疫医疗废物。

10．手卫生。

11．完善护理记录。

【操作步骤】

操作步骤	配合者（护士）	操作者（医生）	评价
1．解释	准备呼吸机及所需物品	向患者解释使用呼吸机目的和意义	解释到位
2．插管前准备	连接氧源，连接呼吸机管路，湿化罐内加入灭菌注射用水至湿化罐黑色刻度线处 开机，开湿化罐，连接模肺，初步试机		管路连接正确，试机成功
3．插管过程中	经气管插管吸痰	医生行气管插管	
4．插管完成	妥善固定气管插管	简易呼吸器辅助呼吸	固定方法正确，松紧适宜
5．气管插管连接呼吸机	妥善固定呼吸机管路，观察患者生命体征及呼吸机有无异常	取下简易呼吸器，连接呼吸机	紧密连接，呼吸机运行正常
6．手卫生	快速手消毒	快速手消毒	手卫生到位
7．标记	标记置管深度及置管时间		标记正确
8．整理用物	整理用物	调节呼吸机参数	正确处理涉疫医疗废物

续表

操作步骤	配合者（护士）	操作者（医生）	评价
9. 手卫生	快速手消毒	快速手消毒	手卫生到位
10. 记录	完善护理记录		记录准确

【注意事项】

1. 呼吸机管路连接正确。

2. 气管插管及呼吸机管路固定良好，无牵拉，评估患者合作程度，必要时给予约束。

3. 接机后观察患者生命体征及呼吸机参数，判断呼吸机参数是否合理。

4. 接呼吸机患者脱机时需先断开呼吸机再关机。

5. 倾倒冷凝水时动作需防止喷溅。

6. 冷凝水按 20000 mg/L 含氯消毒剂消毒。

【知识链接】

1. 常用呼吸机参数表

项目	正常值
P_{PEAK}：气道峰压	$9 \sim 16\ cmH_2O$
P_{MEAN}：平均气道压	$< 25\ cmH_2O$
PEEP：呼气末正压	$3 \sim 5\ cmH_2O$
I：E：吸呼比	$1 : 1.5 \sim 1 : 2.0$
f_{TOT}：呼吸频率	$16 \sim 20$ 次/分
V_{TE}：潮气量	$8 \sim 12\ ml/kg$（根据患者病情调整参数）
V_{ETON}：每分通气量	$6 \sim 10\ L/min$
P_{IEND}：平台压	$< 30 \sim 35\ cmH_2O$

2．常见呼吸机报警原因

（1）气道压高：管路打折，痰液堵塞，管路积水，人机对抗，气道痉挛，呼吸机参数设置不当；

（2）气道压低：气囊漏气，管道漏气；呼吸机参数设置不当；

（3）潮气量高：呼吸机参数设置不当，患者自主呼吸增强，流量传感器失灵；

（4）潮气量低：管路漏气，气囊漏气，痰液过多，呼吸机参数设置不当，流量传感器失灵；

（5）呼吸频率快：人机对抗，管路积水，呼吸机参数设置不当。

（6）窒息报警：气道痉挛，呼吸机参数设置不当。

参考文献

[1] 单君，朱健华，顾艳荭．集束化护理理念及其临床应用的研究进展．护士进修杂志，2010，25（10）：889-891．

[2] 邓洁，王淑琴．使用人工呼吸机对患者的影响及护理措施．中华护理杂志，2000，35（1）：47-48．

[3] 万晟霞，石斌，王晶，等．呼吸机报警的临床分析．临床肺科杂志，2013，18（9）：1724-1725．

第十九节　密闭式吸痰技术 ■ ■ ■　　■

【操作前评估】

1．评估患者年龄、病情、意识状态及合作能力。

2．评估患者生命体征：心率、血氧饱和度、呼吸频率、痰液量及性状、呼吸困难及发绀程度。

3评估患者吸痰指征。

4．向清醒患者解释吸痰的目的、方法、配合要点，取得患者的合作。

5．评估呼吸机参数设置，如：呼吸机模式、呼吸频率、氧浓度、潮气量、气道压等。

【用物准备】

1．操作者准备：三级防护（严密防护），佩戴全面型呼吸防护或正压式头套。

2．用物准备：一次性密闭式吸痰管、负压吸引器（–120 ～–150 mmHg）；无菌生理盐水冲洗装置、一次性乳胶手套、免洗手消毒液（图 3-19-1）。

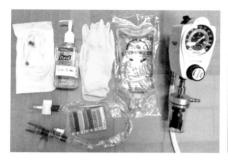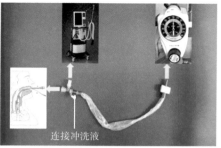

连接冲洗液

图 3-19-1 用物准备

【操作流程】

1．医务人员进出隔离病房应严格按照标准正确实施手卫生和穿脱个人防护用品。

2．用 1 种以上查对患者信息、解释密闭式吸痰的目的，取得患者配合。

3．备齐用物，携用物至床旁。床头抬高 30°，暂停鼻饲泵入。

4．检查呼吸机管路，倾倒呼吸机管路冷凝水（图 3-19-2）。

准备用物　⟶　医疗垃圾袋套住湿化罐　⟶　系紧医疗垃圾袋

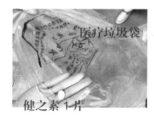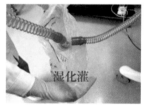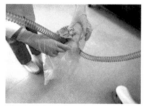

打开湿化罐并倾倒　⟶　加入健之素的废液消毒
30 min 后正确丢弃　⟶　消毒液浸泡的纱布
擦拭湿化罐

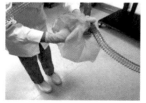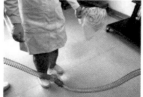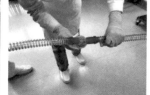

图 3-19-2 冷凝水倾倒

5．吸痰前应给予纯氧吸入 2 ～ 3 分钟，观察血氧饱和度，按呼吸机静音键（图 3-19-3）。

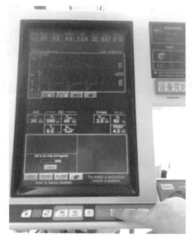
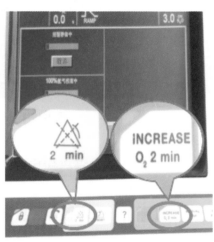

图 3-19-3　呼吸机纯氧吸入

6．一次性乳胶手套外戴第二层一次性乳胶手套。

7．调节负压 –120 ～ –150 mmHg（图 3-19-4）。

8．左手握着吸痰系统阀门，右手执吸痰管外薄膜封套用拇指及示指将吸痰管移动插入气管插管内或气管切开套管内所需的深度（图 3-19-5）。

9．左手扶住气管插管，避免管路移位。右手按下负压控制钮，缓慢退出吸痰管（图 3-19-6）。

10．吸痰时监测痰液颜色、性质、量，鼓励患者咳嗽，促进痰液排出。

11．吸痰完成后，缓慢地抽回吸痰管，直到看到吸痰管头端（黑

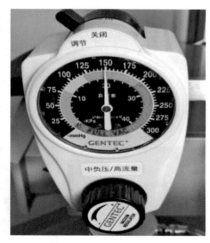

图 3-19-4　调节负压

色标记）进入套管时可停止退管并松开负压控制钮（图 3-19-7）。

12．经冲水口注入无菌生理盐水，按下控制钮，以便清洗导管内壁（图 3-19-8）。

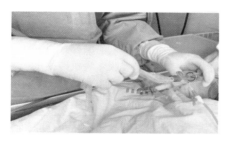

图 3-19-5　插入吸痰管

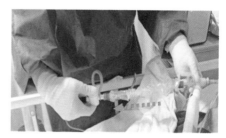

图 3-19-6　退出吸痰管

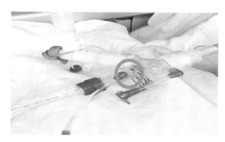

图 3-19-7　退出吸痰管至冲水注入口

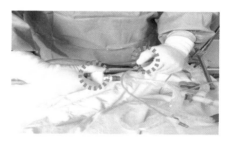

图 3-19-8　冲洗吸痰管

13．吸痰后再次给予高浓度氧气吸入 2～3 分钟。

14．观察患者呼吸、脉搏、血压、皮肤颜色及血氧饱和度等变化情况，机械通气的患者吸痰后应检查各项参数，再评估患者的吸痰效果。

15．整理用物：外层一次性乳胶手套反折脱下，扔入套双层黄色垃圾袋医用垃圾桶内，按涉疫医疗废物处理。

16．向患者解释吸痰完毕，嘱患者安静休息，做好记录。

操作步骤	配合者	操作者	评价
1. 解释		讲解吸痰目的和意义	解释到位
2. 双人核对	核对患者有效信息（采用1种以上方法）	核对患者有效信息（采用1种以上方法）	核对无误
3. 体位摆放	床头抬高30° 暂停鼻饲泵入 倾倒呼吸机管路冷凝水	再次评估患者吸痰指征，监测血氧饱和度、气道峰压、呼吸频率等	体位正确，正确倾倒涉疫呼吸机冷凝水
4. 手卫生	快速手消毒	快速手消毒	手卫生到位
5. 吸痰前准备	给予纯氧吸入2~3分钟，按呼吸机静音键；观察血氧饱和度	确认负压（–120~–150 mmHg），戴第二层一次性乳胶手套	确认负压正确
6. 插入密闭式吸痰管		左手执负压控制钮，右手执吸痰管外薄膜封套用拇指及食指将吸痰管移动插入气管插管内或气管切开套管内所需的深度	插入过程不按压负压控制钮，不带负压
7. 退出密闭式吸痰管	嘱患者用力咳嗽观察生命体征变化	左手扶住气管插管，避免管路移位，右手按下负压控制钮，缓慢退出吸痰管，直到看到吸痰管头端（黑色标记）进入套管时可停止退管并松开负压控制钮 监测痰液颜色、性质、量	患者生命体征稳定
8. 冲洗管路	再次给予纯氧吸入2~3分钟	按下负压控制钮，经冲水口注入并抽吸无菌生理盐水，清洗导管内壁 外层一次性乳胶手套反折脱下扔入套双层黄色垃圾袋医用垃圾桶内	冲洗管路顺序正确：按负压→开水止→冲洗→关水止→停负压

续表

操作步骤	配合者	操作者	评价
9.手卫生	快速手消毒	快速手消毒	手卫生到位
10.吸痰后观察	观察呼吸、脉搏、血压、皮色及血氧饱和度等变化情况	评价吸痰效果	评价全面
11.整理用物	进行健康宣教	整理用物，做好记录	正确整理涉疫医疗废物
12.手卫生	快速手消毒	快速手消毒	手卫生到位

【注意事项】

1. 密闭式吸痰装置安装正确，连接牢固，保证呼吸机有效通气。

2. 严格遵循无菌操作原则，动作轻柔，稳、准、快，每次抽吸时间不超过 15 秒。

3. 负压应选择能够吸出痰液的最小压力，建议吸引器负压小于 –150 mmHg。如果痰液黏稠可适当增加吸引的负压。

4. 吸痰管到达适宜深度前避免负压，达到所需深度，启动负压吸引后逐渐退出吸痰管。

5. 吸痰过程中密切观察患者生命体征、病情变化。

6. 痰液收集器内吸出痰液达容积的 2/3 时应及时更换，以免影响痰液吸引。

7. 注意吸痰管插入是否顺利，遇到阻力时，应分析原因，不得粗暴操作。

8. 撤出吸痰管时动作轻柔，避免用力过大撕毁密闭式吸痰管塑料外衣，或过度退出吸痰管导致呼吸机管路内气体流入，引起吸痰管塑料外衣膨胀，如若发现密闭式吸痰管外衣破损或处于充盈状态均需及时更换。

9．观察痰液的颜色、性质和量、黏稠度，正确记录。

10．密闭式吸痰管专人专用，型号合适，不建议常规更换，新冠肺炎患者可使用一周。

【知识链接】

1．密闭式吸痰的优势

（1）机械通气密闭式吸痰可降低肺塌陷和低氧的程度，降低吸痰所致心律失常的发生率；

（2）吸痰过程是一个全封闭状态，避免气溶胶播散，减少了患者与患者之间、患者与医务人员之间的交叉感染；

（3）密闭式吸痰管无需每日更换，当出现可见污染时应及时更换；

（4）操作简便，可以由一个人单独完成。

2．选择吸痰管尺寸

吸痰管最大外径不能超过气管插管内径的 1/2。

选择方法：气管插管直径乘以 2，减 1 个号，为理想吸痰管型号，例如：7.5×2=15　选择 14F 型号密闭式吸痰管

3．吸痰管放置深度

插入吸痰管时，注意观察气管插管与吸痰管的刻度，当相同的数字刻度重叠后，即表明吸痰管末端已达到气管插管终点，此时在推进 1 到 2 厘米即可。

参考文献

[1] 王欣然，孙红，李春燕．重症医学科护士操作规范指南．中国医药科技出版社，2016：110.

[2] 中华人民共和国卫生部、中国人民解放军总后勤部卫生部．临

床护理实践指南（2011 版）. 北京：人民军医出版社，2011：
44-45.

[3] 王辰. 呼吸治疗教程. 北京：人民卫生出版社，2010：242.

[4] 贾灵芝. 实用 ICU 护理手册. 北京：化学工业出版社，2012：
764.

[5] 葛慧青，代冰. 新型冠状病毒肺炎患者呼吸机使用感控管理
专家共识. 中国呼吸与危重监护杂志：1-4[2020-02-22]

第二十节 血液净化操作技术 ■ ■ ■ ■   ■

开始治疗

【操作前评估】

1. 评估治疗目的及时机：明确治疗目的，合理安排治疗时机与护理操作，尽量避免治疗过程中外出检查、更换床单、灌肠等。

2. 评估患者生命体征（心率、血压、呼吸、体温），意识状态及合作程度。

3. 评估患者心功能、有效循环血量、穿刺侧肢体腿围及血液循环情况。

4. 评估患者肝功能、血小板计数、凝血分析结果、电解质及血气分析结果。

5. 评估血管通路留置部位、穿刺点有无红肿、渗血及分泌物，敷料粘贴是否紧密。

【用物准备】

血滤机、滤器及管路、0.9% 氯化钠注射液（每袋 1000 ml）3 袋、

肝素钠注射液、无菌治疗巾 1 块、无菌纱布 2 包、20 ml 注射器 4
个、5 ml 注射器 2 个、根据抗凝方式准备枸橼酸钠或肝素等药物、
治疗盘、安尔碘消毒剂、无菌棉签、检查手套、医用垃圾桶、生活
垃圾桶、锐器盒、免洗手消毒液。

【操作流程】

1. 医务人员进出隔离病房应严格按照标准正确实施手卫生和
穿脱个人防护用品。

2. 评估病室环境及温度。

3. 用 1 种以上方法核对患者信息，并告知患者进行血液净化
操作的目的。

4. 协助患者摆放舒适体位。股静脉置管时，若病情允许，在
保证治疗所需血流速前提下，床头抬高尽量接近 30°。

5. 手卫生。

6. 评估血管通路内有无血栓，导管下铺无菌治疗巾，取下肝
素帽弃去，螺旋式用力消毒动脉端接口，用 5 ml 注射器抽取导管内
封管液 2 ml，打在准备好的无菌纱布上，观察有无血栓；若无，则
判断导管血流速；若出现血栓，则再抽 2 ml 血液打在纱布上，若
无，则判断导管血流速，重复 3 次，若第四次仍有血栓，则通知医
生协助处理。

7. 评估导管血流速，应用 20 ml 注射器抽吸管路，5 ~ 6 秒内
可抽取 20 ml 血液，则说明管路通畅，可满足治疗所需血流速，然
后将血液注回管路。

8. 用氯化钠注射液 10 ml 正压脉冲式冲洗管腔内血液，冲洗后
夹闭动脉夹。同样方法判断静脉端管路。

9. 手卫生。

10. 检查血滤机处于完好备用状态，将血滤机推至患者床旁适

宜位置并固定，电源线连接墙壁电源。

11．检查机器上没有连接管路，称上未放置物品，打开电源总开关及屏幕开关开机自检，开机自检时不要触碰机器的称。

12．双人核对医嘱，选择治疗模式。

13．再次检查管路及滤器在有效期内，包装完好，无潮湿及破损，物品可正常使用。

14．进入管路安装界面，安装管路及滤器，按照无菌操作要求逐步安装管路，注意安装过程中动作轻柔，不可出现卡管，注意不同机器的安装细节，以减少不必要的报警，安装过程中管路不可污染、拖地。

15．连接预充液体及置换液，连接置换液的针头大小必须一致。

16．连接滤出液袋，滤出液袋贴标签，注明患者床号、姓名、日期。

17．遵医嘱选择抗凝方式，连接抗凝剂，设定抗凝剂量及速度。

18．管路安装完毕，再次检查整套管路的连接是否正确、紧密，检查管路夹子，确保需要使用的夹子处于打开状态，无需使用的夹子处于夹闭状态，夹闭时将夹子推到管路根部夹闭。

19．进入预充界面，管路预充时不可离人，监测膜外液面上升状态，静脉壶及动脉壶液面符合要求，滤器排气时可轻拍滤器静脉端，将气泡完全排出，静脉壶预充后需轻弹滤网，清除附壁气泡。

20．预冲结束后界面自动转换，各泵自动停止转动，听到提示音后更换 0.9% 氯化钠注射液 1000 ml，进入再预冲，冲洗血路内肝素，当达到理想预冲效果时可结束再预冲。

21．进入连接模式之前须设定治疗参数，双人再次核对血液净化模式，设置治疗参数，如血流速、超滤率、治疗时间、总脱水量、后稀释量、前稀释量、抗凝剂速率、抗凝追加量、置换液温度等，核对无误方可进行治疗。

22．手卫生。

23．根据患者病情选择连接方式，用安尔碘消毒剂棉签螺旋式消毒导管动脉端接口，夹闭回输袋和动脉管路上的夹子，将动脉端管路与血管通路动脉端紧密连接，血液由管路动脉端缓慢引出，逐渐流向管路静脉端，当空气探测器检测到血液时，血泵停止转动且有报警音，连接静脉端管路，检查所需夹子处于打开状态。

24．启动血泵键开始治疗，选择合适的血流速，观察有无压力报警，如一切正常，再启动平衡键。开始治疗引血时血流速度要缓慢，注意观察患者生命体征，若生命体征平稳，缓慢提高血流速至理想值，再次确认滤器及各接口连接紧密。

25．用无菌治疗巾包裹动脉、静脉管路，确保管路无打折及扭曲，将动脉、静脉管路固定在床单位或床档上，防止牵拉管路。

26．记录治疗信息及各压力监测数值。

27．整理用物，进行健康宣教及安抚患者，正确处理涉疫医疗废物。

28．手卫生。

【操作步骤】

操作步骤	配合者	操作者	评价
1．解释		讲解血液净化的目的和意义	解释到位
2．双人核对	核对患者有效信息	反问患者姓名，核对患者有效信息	核对无误
3．体位摆放	协助取舒适体位	暴露血管通路处	体位舒适
4．手卫生	快速手消毒	快速手消毒	手卫生到位

操作步骤	配合者	操作者	评价
5. 评估血管通路内有无血栓	记录血栓颜色、形状	导管下铺无菌治疗巾，取下肝素帽弃去，螺旋式用力消毒动脉端接口，用 5ml 注射器抽取导管内封管液 2ml，打在准备好的无菌纱布上，观察有无血栓，若无，则判断导管血流速；若出现血栓，则再抽 2 ml 血液打在纱布上，若无，则判断导管血流速，重复三次，若第四次仍有血栓，则通知医生协助处理	评估方法正确，记录准确
6. 评估血流速		应用 20 ml 注射器抽吸管路，5～6 秒内可抽取 20 ml 血液，则说明管路通畅，然后将血液注回管路	评估方法正确
7. 冲管		用氯化钠注射液 10 ml 正压脉冲式冲洗管腔内血液，冲洗后夹闭动脉夹。同样方法判断静脉端管路	冲管方法正确，无血液残留
8. 手卫生		快速手消毒	手卫生到位
9. 准备机器	检查血滤机处于完好备用状态，将血滤机推至患者床旁适宜位置并固定，电源线连接墙壁电源		机器处于完好备用状态，位置适宜
10. 开机自检	检查机器上没有连接管路，称上未放置物品，打开电源总开关及屏幕开关开机自检，开机自检时不要触碰机器的称		开机自检顺利

操作步骤	配合者	操作者	评价
11. 选择治疗模式	核对医嘱，选择治疗模式	核对医嘱，选择治疗模式	治疗模式正确
12. 检查用物	检查管路及滤器在有效期内，包装完好，无潮湿及破损		物品可正常使用
13. 安装管路	进入管路安装界面，安装管路及滤器，按照无菌操作要求逐步安装管路		安装过程顺畅，无卡管，管路无污染及拖地
14. 连接液体	连接预充液体及置换液		无菌操作正确，置换液针头大小一致
15. 连接滤出液袋	连接滤出液袋，滤出液袋贴标签，注明患者床号、姓名、日期		患者信息正确
16. 抗凝选择	遵医嘱选择抗凝方式，连接抗凝剂，设定抗凝剂量及速度		抗凝剂连接、设定正确
17. 检查管路	管路安装完毕，再次检查整套管路的连接是否正确，保证连接紧密，检查管路夹子，确保需要使用的夹子处于打开状态，无需使用的处于夹闭状态，夹闭时将夹子推到管路根部夹闭	检查整套管路的连接是否正确，符合规范	管路连接正确，符合规范

操作步骤	配合者	操作者	评价
18. 预充	进入预充界面，管路预充时不可离人，并注意观察膜外液面上升状态，静脉壶及动脉壶液面符合要求，滤器排气时可用手或叩诊锤轻拍滤器静脉端，将气泡完全排出，静脉壶预充后需轻弹滤网，清除附壁气泡		膜外液面上升顺利，滤器内气泡少，动脉壶及静脉壶液面符合要求
19. 再预充	预冲结束后界面自动转换，各泵自动停止转动，听到提示音更换0.9%氯化钠注射液1000ml，进入再预冲，冲洗血路内肝素，当达到理想预冲效果时可结束再预冲		预冲量充足
20. 参数设定	进入连接模式之前须设定治疗参数，双人再次核对血液净化模式，设置治疗参数，如血流速、超滤率、治疗时间、脱水率、总脱水量、后稀释量、前稀释量、抗凝剂速率、抗凝追加量、置换液温度等，核对无误方可进行治疗	核对血液净化模式，设置治疗参数，核对无误后进行治疗	设定正确
21. 手卫生	快速手消毒	快速手消毒	手卫生到位

续表

操作步骤	配合者	操作者	评价
22. 连接患者		根据患者病情选择连接方式，用安尔碘消毒剂棉签螺旋式消毒导管动脉端接口，夹闭回输袋和动脉管路上的夹子，将动脉端管路与血管通路动脉端紧密连接，血液由管路动脉端缓慢引出，逐渐流向管路静脉端，当空气探测器检测到血液时，血泵停止转动且有报警音，连接静脉端管路，检查所需夹子处于打开状态	连接方式正确，快速，无菌操作正确
23. 开始治疗	启动血泵键开始治疗，选择合适的血流速，观察有无压力报警，如一切正常，再启动平衡键。开始治疗引血时血流速度要缓慢，注意观察患者生命体征，若生命体征平稳，缓慢提高血流速至理想值，再次确认滤器及各接口连接紧密		开始治疗时血流速缓慢，患者生命体征平稳
24. 管路固定		用无菌治疗巾包裹动脉、静脉管路，确保管路无打折及扭曲，将动脉、静脉管路固定在床单位或床档上，防止牵拉管路	固定正确，无牵拉
25. 记录	记录治疗信息及各监测数值	读取数值	读数成功
26. 整理用物		整理用物	正确整理涉疫医疗废物
27. 手卫生	快速手消毒	快速手消毒	手卫生到位

结束治疗

【操作前评估】

1．评估治疗时间、治疗效果、超滤总量。

2．评估动脉压、静脉压、跨膜压、结束治疗的原因。

【用物准备】

治疗车、无菌棉签、安尔碘消毒剂、检查手套、0.9% 氯化钠注射液 1000 ml、20 ml 注射器 3 个、2 ml 注射器 2 个、封管溶液、无菌肝素帽 2 个、医用垃圾桶、生活垃圾桶、锐器盒、免洗手消毒液。

【操作流程】

1．医务人员进出隔离病房应严格按照标准正确实施手卫生和穿脱个人防护用品。

2．评估病室环境及温度。

3．用 1 种以上方法核对患者信息，并告知患者操作的目的。

4．协助患者取舒适体位。

5．手卫生。

6．记录数值，包括结束治疗时间、超滤总量、动脉压、静脉压、跨膜压。

7．在操作界面选择结束治疗，血泵停止转动。

8．夹闭动脉管路与血管通路动脉端夹子，断开动脉端连接，无菌技术将动脉端接针头并连接 1000 ml 氯化钠注射液，确保连接紧密，打开管路动脉夹，确认管路动脉端与氯化钠注射液相通。

9．按"血泵"键，开始缓慢回血。

10．螺旋式用力消毒血管通路动脉端接口，清除接口处血液，用 0.9% 氯化钠注射 20 ml 脉冲式冲洗导管管腔约 10 ml，然后夹闭动脉夹。

11．应用 1000 U/ml 肝素等容积正压脉冲式封管，封管后立即夹闭管腔，连接无菌肝素帽。

12．根据患者病情调节回输液量，如血色素、心功能、中心静脉压等，当光学检测器检测到透明液体后，机器报警，血泵停止转动。

13．夹闭静脉端夹子，断开静脉端管路连接处，同动脉端对导管进行冲管及封管。

14．移除管路及滤器，关机。

15．记录超滤量等治疗信息。

16．整理用物，进行健康宣教及安抚患者，正确处理涉疫废物。

17．手卫生。

操作步骤	配合者	操作者	评价
1.解释		讲解操作的目的和意义	解释到位
2.双人核对	核对患者的有效信息	反问患者姓名，核对患者的有效信息	核对无误
3.体位摆放	助患者取安全、舒适体位	暴露血管通路处	体位舒适
4.手卫生	快速手消毒	快速手消毒	手卫生到位
5.记录数值	记录数值	读取数值	记录正确
6.选择结束治疗	在操作界面选择结束治疗，血泵停止转动		选择正确
7.断开动脉端		夹闭动脉管路与导管动脉端夹子，断开动脉端连接，无菌技术将动脉端接针头并连接 0.9% 氯化钠注射液 1000 ml，确保连接紧密，打开管路动脉夹	管路断开、连接正确

操作步骤	配合者	操作者	评价
8. 回血	按"血泵"键，开始缓慢回血		血流速符合规范
9. 冲管		螺旋式用力消毒血管通路动脉端接口，清除接口处血液，用 0.9% 氯化钠注射液 20 ml 脉冲式冲洗导管管腔约 10 ml，夹闭动脉夹	消毒到位，冲管方法正确，无血液残留
10. 封管		应用 1000 U/ml 肝素等容积正压脉冲式封管，封管后立即夹闭管腔，连接无菌肝素帽	封管操作正确
11. 回输液体	根据患者病情调节回输液量，如血色素、心功能、中心静脉压等，当光学检测器检测到透明液体后，机器报警，血泵停止转动，夹闭静脉端夹子，断开静脉端管路连接		回输液量适宜
12. 冲封管		同动脉端，对血管通路静脉端冲封管	方法正确
13. 移除管路		移除管路及滤器，关机	省时、省力、无污染、无遗撒
14. 记录	记录超滤量等治疗信息		记录正确
15. 整理用物	整理用物	整理用物	正确处理涉疫医疗废物
16. 健康宣教		健康宣教，讲解注意事项	健康宣教到位
17. 手卫生	快速手消毒	快速手消毒	手卫生到位

【注意事项】

1. 血液净化治疗全程注意无菌原则。

2. 根据患者病情给予最适宜的治疗方案及个体化治疗参数。

3. 开始治疗引血时血流速度要缓慢，观察患者生命体征，若生命体征平稳，缓慢提高血流速至理想值。

4. 治疗前对血管通路全面充分评估，减少治疗过程中人为调整管路。

5. 定时观察及记录各压力数值变化趋势，有异常时及时干预。

6. 若应用枸橼酸钠抗凝，注意监测有无相关并发症的发生，如枸橼酸钠抗凝剂、葡萄糖酸钙、碳酸氢钠等剂量需调整应尽量在整点或半点钟调整，并根据治疗要求更改超滤量。

7. 定时监测实际超滤量是否与理想值相符，有差异及时调整。

8. 治疗中出现报警及时处理，减少血泵停泵时间，保证管路寿命及治疗效果。

9. 结束治疗回输液体时，充分评估患者心功能，避免回输液体量过多引起心衰。

10. 根据患者个体差异选择适宜的封管液种类及浓度，保证封管效果，避免导管相关并发症的发生。

【知识链接】

1. 滤过分数

单位时间内从流经滤器的血浆中清除的液体量占血浆流量的百分数。

$$FF = Q_{UF}/Q_B(1-HCT)$$

Q_{UF}（ml/h）= 超滤速率（每小时从流经滤器的血浆中清除的液体量）

Q_B（ml/h）= 血浆流量（每小时流经滤器的血浆量）

2．纠正低钠血症或高钠血症

（1）低钠血症：对于中重度低钠血症，建议在第一个 24 小时使血清钠浓度增加 10 mmol/L 以内，之后每 24 小时血清钠浓度增加 8 mmol/L 以内。通过调整透析液 / 置换液钠离子浓度，在最初的几个小时，升高血钠不超过 1 ～ 2 mmol/（L·h），临床症状有改善后，升高的速度不应超过 0.5 mmol/（L·h）。

（2）高钠血症：纠正速度不应超过 0.5 mmol/（L·h），最高值为 10 mmol/（L·d）。由于低钠透析液 / 置换液可能会导致血流动力学的不稳定，所以建议使用接近血钠浓度的透析液 / 置换液，缓慢、持续纠正高钠血症。

参考文献

[1] 中国医院协会血液净化中心分会血管通路工作组.中国血液透析用血管通路专家共识（第二版）.中国血液净化，2019，18（6）：365-381.

[2] 李春燕.美国 INS2016 版《输液治疗实践标准》要点解读.中国护理管理，2017，17（2）：150-153.

[3] 王欣然，贾建国.CRRT 实践操作教程.第 2 版.北京：人民军医出版社，2014.36-95.

[4] 刘大为，杨荣利，陈秀凯.重症血液净化.北京：人民卫生出版社，2018：112-113.

第二十一节　人工气道痰标本的留取 ■■■■　　■

【操作前评估】

1．评估患者年龄、病情、意识状态及合作能力。

2．评估患者生命体征：心率、血氧饱和度、呼吸频率情况及痰液性状。

3．评估患者吸痰指征。

4．向清醒患者解释痰标本留取的目的、方法、配合要点，取得患者的合作。

5．评估呼吸机参数设置，如：呼吸机模式、呼吸频率、氧浓度、潮气量、气道压等。

【用物准备】（图 3-21-1）

1．操作者准备：三级防护（严密防护）并佩戴全面型呼吸防护器或正压式头套。

2．正确连接的密闭式吸痰系统，调节好负压（–120 ～ –150mmHg）；无菌生理盐、水冲洗装置、密闭式痰液收集器、一次性乳胶手套、免洗手消毒液。

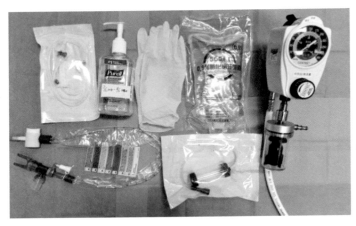

图 3-21-1　用物准备

【操作流程】

1．医务人员进出隔离病房应严格按照标准正确实施手卫生和穿脱个人防护用品。

2．携用物至床旁，用 1 种以上方法查对患者信息、解释操作目的，取得患者配合。戴第二层一次性乳胶手套。

3．评估患者吸痰指征，床头抬高 30°，倾倒呼吸机管路冷凝水。

4．留取痰标本前应给予纯氧吸入 2 ~ 3 分钟，观察血氧饱和度，按呼吸机静音键。

5．连接密闭式痰液收集器（图 3-21-2）。一端连接密闭式吸痰管端，一端连接负压吸引端。

6．保持痰液收集瓶处于下垂状态，按密闭式吸痰操作吸引留取痰标本，吸引毕暂不冲洗导管。

7．取下密闭式痰液收集器，收集器管端拧下扔入套双层黄色垃圾袋医用垃圾桶内，按涉疫医疗垃圾处理；取下收集器底端瓶盖，重新盖好收集器（图 3-21-3）。

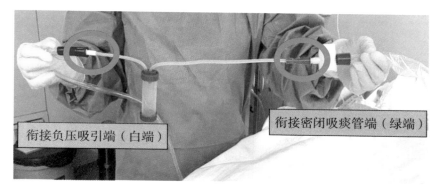

图 3-21-2　连接密闭式痰液收集器

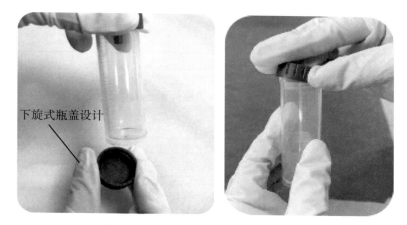

图 3-21-3　密闭式痰液收集器底部瓶盖

8. 按密闭式吸痰操作冲洗导管。

9. 密闭式痰液收集器瓶身贴好检验标签，放入密封双层"生物危害"袋，外贴"特殊感染"标识，标注科室、日期；置于标本指定位置，标本登记本登记。

10. 送检人员收取签字，指定人员送检标本。

操作步骤	配合者	操作者	评价
1. 解释		讲解痰标本留取的目的、方法、配合要点	解释到位
2. 双人核对	核对患者有效信息（采用1种以上方法）	核对患者有效信息（采用1种以上方法）	核对无误
3. 体位摆放	床头抬高30° 暂停鼻饲泵入 倾倒呼吸机管路冷凝水	再次评估患者吸痰指征，监测血氧饱和度、气道峰压、呼吸频率等	1. 体位合适 2. 正确倾倒涉疫呼吸机冷凝水
4. 手卫生	快速手消毒	快速手消毒	手卫生到位
5. 留取前准备	给予纯氧吸入2～3分钟，按呼吸机静音键；观察血氧饱和度	确认负压 （–120～–150 mmHg）	确认负压正确
6. 痰液标本采集	嘱患者用力咳嗽观察生命体征变化	戴第二层一次性乳胶手套 连接密闭式痰液收集器并保持收集瓶处于下垂状态 按密闭式吸痰操作进行痰液吸引	连接密闭式痰液收集器过程中保持无菌
7. 痰液收集器处理	再次给予纯氧吸入2～3分钟	取下密闭式痰液收集器，收集器管端拧下扔入套双层黄色垃圾袋医用垃圾桶内，按感染性医疗垃圾处理 取下收集器底端瓶盖，重新盖好收集器 按密闭式吸痰操作冲洗导管，摘除第二层乳胶手套，处理用物	正确处理痰液收集器
8. 标本送检	于密封双层"生物危害"袋外贴"特殊感染"标识，标注科室、日期；置于专用标本指定位置，标本登记本登记	密闭式痰液收集器瓶身贴好检验标签，放入双层"生物危害"袋密封	双人无接触操作
9. 手卫生	快速手消毒	快速手消毒	手卫生到位

操作步骤	配合者	操作者	评价
10. 整理用物	进行健康宣教	整理用物	正确整理涉疫医疗废物
11. 手卫生	快速手消毒	快速手消毒	手卫生到位
12. 送检	送检人员收取签字，指定人员送检标本		专人专通道

【注意事项】

1. 吸引时压力适宜，调节负压至 -120 ~ -150 mmHg，动作轻柔、快速，每次吸痰时间不超过 15 秒。

2. 注意吸痰管插入遇到阻力时应分析原因，不可粗暴盲插。

3. 留取标本一次成功，二次留取需更换密闭式痰液收集器。

4. 留取标本过程应严格遵守无菌原则。

5. 吸痰过程中密切观察患者的病情变化。

6. 吸痰后立即将密闭式痰液收集器密封，避免标本污染并及时送检。

【知识链接】

1. 合格痰标本的判断标准

外观：观察颜色、黏度、有无血丝或脓。

检查合格的痰标本：白细胞 > 25 个 / 低倍视野，鳞状上皮细胞 < 10 个 / 低倍视野。

2. 痰液采集方法

自然咳痰法：留取前刷牙，用清水漱口 3 次，以去除口腔内大量杂菌，之后先深呼吸再用力咳出呼吸道深部痰液吐至一次性痰杯内，盖好盖子。如患者痰液较深或者黏稠难以咳出时可诱导排痰。最佳痰液采集量为 2 ~ 10 ml，最低不少于 1 ml。

吸引法：常规吸痰、气管镜吸痰、肺泡灌洗。

3．痰标本留取要求

标本量：标准 3 ml，不少于 1 ml。

采集频率：每日不超过 1 次。

运送：一般不超过 2 小时送抵实验室。2 小时内不能送抵，则置 4℃保存，保存时间不能超过 24 小时；特殊感染（如新冠肺炎患者）采集后需放入双层"生物危害"袋密封，指定人员经指定通道送检标本。

拒收标准：容器破裂、污染；标识信息有矛盾或错误、延迟送检、质量判断不合格、标本与培养不符（厌氧培养）。

4．痰标本质量与判断

颜色以及性状	可能提示的疾病
黄绿色脓痰	肺脓肿或支气管扩张（化脓性感染）
红色或红棕色痰液	肺结核、肺癌、肺梗死出血
铁锈色痰	肺炎球菌肺炎（大叶性肺炎）
红褐色或巧克力色痰	阿米巴肺脓肿
粉红色泡沫痰	急性肺水肿
砖红色胶冻样痰或带有血液者	克雷白杆菌肺炎
伴有恶臭味	厌氧菌感染
灰黑色痰	吸入大量煤炭粉尘或长期吸烟

参考文献

[1] 王欣然,孙红,李春燕.重症医学科护士操作规范指南.北京：中国医药科技出版社，2016：218-219.

[2] 潘瑞红，揭海霞，王青，等.基础护理技术操作规范.武汉：华中科技大学出版社，2015：192-195.

[3] 井秀玲, 崔海燕, 周洁, 等 . 护理技术 110 项考评指导 . 北京：
人民军医出版社, 2015：26-29.

[4] 韩志海 . 呼吸道感染患者微生物标本留取及判读 . 中国临床医
生杂志 . 2018, 46（12）：1394-1397.

第二十二节 鼻拭子标本采集技术 ■ ■ ■ ■　■

【操作前评估】

1. 病情、年龄、意识状态。

2. 自理程度、合作程度及心理状态：对采集鼻咽部及扁桃体分泌物的认识及配合程度。

3. 局部情况：鼻腔黏膜有无红肿、化脓等情况。

4. 进食时间：2小时内是否进食。

【用物准备】

无菌鼻试子培养管、一次性压舌板、一次性手套（或橡胶手套）、手电筒、免洗手消毒液、双层密封袋、检验单（标明病室、床号、姓名）。

【操作流程】

1. 医务人员进出隔离病房应严格按照标准正确实施手卫生和穿脱个人防护品（图3-22-1）。

2. 评估病室环境及温度。

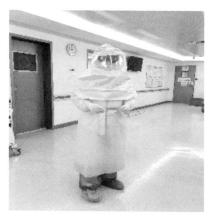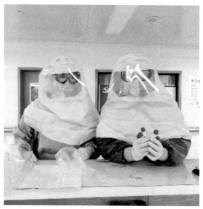

图 3-22-1　医务人员个人防护

3．至少 1 种以上方法核对患者信息，并告知患者进行标本采集的目的。

4．解释并指导患者正确配合：

（1）向患者解释鼻拭子采集目的、配合方法，准备用物。

（2）告知患者在采集中可能会出现轻微恶心，嘱患者深呼吸，尽量放松，以免呕吐造成污染。

（3）告知患者如有胸闷、憋气、咽部疼痛等症状时及时告知操作者。

5．患者取坐位或卧位，右利手者可站在患者右侧，左利手者可站其左侧进行采样操作（侧位站立的优点：避免站在患者正对面，如果患者咳嗽、打喷嚏等，可及时避开，有助于减少防护服的污染，降低采样人员感染风险）。

6．手卫生。

7．采集标本前，给予患者佩戴医用外科口罩，操作前摘下一半口罩露出鼻部。

8．采集标本：采集者持鼻拭子通过鼻孔后，以垂直于头部冠状面或面部深入，从下鼻道深入抵达鼻咽后壁，有触墙感即可。鼻拭子进入鼻腔深度约为鼻尖到耳垂的距离。

9．采集者将鼻拭子在鼻咽黏膜上捻转，并保留 10 ～ 15 秒，然后轻轻旋转 3 次。

10．采集标本处理：将拭子插入试管，折断拭子杆，使其完全置于管中，拧紧管盖，做好标记。

11．操作后双人核对：检查标本质量是否合格，反问患者姓名，核对患者有效信息，将标本放于双层密封标本袋中。

12．及时送检：送至指定地点。

13．整理用物：按垃圾处理原则正确处理涉疫医疗废物，脱去手套。

14．手卫生。

操作步骤	配合者	操作者	评价
1. 解释		讲解留取鼻拭子标本的目的和意义	解释到位
2. 双人核对	核对患者有效信息（采用 1 种以上方法）	反问患者姓名，核对患者有效信息（采用 1 种以上方法）	核对无误
3. 体位摆放	患者取坐位或卧位	右利手者可站在患者右侧，左利手者可站其左侧进行采样操作	体位舒适
4. 手卫生	快速手消毒	快速手消毒	手卫生到位
5. 正确粘贴条码	核对条码信息	正确粘贴条码	正确粘贴条码
6. 采集标本前	给予患者佩戴医用外科口罩，操作前摘下一半口罩露出鼻子		口罩佩戴正确

操作步骤	配合者	操作者	评价
7. 采集标本		采集者持鼻拭子通过鼻孔后,以垂直于头部冠状面或面部深入,从下鼻道深入抵达鼻咽后壁,有触墙感即可。鼻拭子进入鼻腔深度约为鼻尖到耳垂的距离	采集标本方法正确
8. 采集时间		采集者将鼻拭子在鼻咽黏膜上捻转,并保留10 ~ 15秒,然后轻轻旋转3次	采集时间合格
9. 采集标本处理		将拭子插入试管,折断拭子杆,使其完全置于管中,拧紧管盖,防止标本污染	采集标本处理正确
10. 再次双人核对	检查标本质量是否合格,核对患者有效信息(采用1种以上方法)	检查标本质量是否合格,反问患者姓名,核对患者有效信息(采用1种以上方法),将标本放于双层密封标本袋中	核对无误
11. 及时送检		送至指定地点	地点准确
12. 整理用物		整理用物	正确处理涉疫医疗废物
13. 手卫生	快速手消毒	快速手消毒	手卫生到位

【注意事项】

1. 标本最好在使用抗菌药物治疗前采集。

2. 采集标本时,为防止呕吐,应避免在患者进食后2小时内进行,操作时动作要轻稳、敏捷、防止引起患者不适。

3. 采集标本时,操作者侧位站立:避免站在患者正对面,如果患者咳嗽、打喷嚏等,可及时避开,有助于减少防护服的污染,降低采样人员感染风险。

4．操作过程中，严格无菌操作，棉签不要触及其他部位，防止污染标本，影响检验结果。采用带病毒保存液的鼻拭子可避免开盖添加生理盐水的步骤。

5．采集鼻拭子标本后及时送检，进行病毒的成功分离。鼻拭子标本的采集、处理和保存应遵循"早期采样、无菌操作、低温保存"的原则，采集完的标本及时放入带有生物安全标识的双层标本袋内，标识清楚，4℃存放，要求2小时内送至检验科。

参考文献

[1] 潜艳，曾铁英，汪晖，等．疑似新冠肺炎感染患者鼻咽拭子标本采集的安全管理．中华护理杂志，2020，55（3）：预出版．

[2] 皮红英，王玉玲．专科护理技术操作规范评分标准．北京：人民军医出版社 2014：10-11.

[3] 邓秋迎，陈惠超，张晓春，等．甲型 H1N1 流感咽拭子标本采集方法总结．医学信息，2011，24（9）：274.